口腔种植精要系列丛书　　总主编　黄圣运

THE TECHNIQUE OF DIGITAL ORAL IMPLANT SURGERY

数字化口腔种植外科技术

主编　武金峰　黄圣运

No.2
Step by Step

U0188816

中国科学技术出版社

·北 京·

图书在版编目（CIP）数据

数字化口腔种植外科技术 / 武金峰，黄圣运主编 . — 北京 : 中国科学技术出版社，2023.3

（口腔种植精要系列丛书）

ISBN 978-7-5236-0027-6

Ⅰ . ①数… Ⅱ . ①武… ②黄… Ⅲ . ①数字技术—应用—种植牙—口腔外科学

Ⅳ . ① R782.12-39

中国国家版本馆 CIP 数据核字 (2023) 第 036053 号

策划编辑	延　锦　焦健姿	
责任编辑	延　锦	
文字编辑	汪　琼	
装帧设计	佳木水轩	
责任印制	徐　飞	

出　　版	中国科学技术出版社	
发　　行	中国科学技术出版社有限公司发行部	
地　　址	北京市海淀区中关村南大街 16 号	
邮　　编	100081	
发行电话	010-62173865	
传　　真	010-62179148	
网　　址	http://www.cspbooks.com.cn	

开　　本	787mm×1092mm　1/16	
字　　数	135 千字	
印　　张	8.75	
版　　次	2023 年 3 月第 1 版	
印　　次	2023 年 3 月第 1 次印刷	
印　　刷	北京盛通印刷股份有限公司	
书　　号	ISBN 978-7-5236-0027-6 / R·3009	
定　　价	98.00 元	

编著者名单

主　编　武金峰　上海天智口腔门诊部

　　　　黄圣运　山东第一医科大学附属省立医院

副主编　朱晓杰　杭州九麟口腔门诊部

　　　　潘俊杰　广州景安宏悦医疗科技有限公司

编　者　（以姓氏笔画为序）

　　　　王晓萍　烟台毓璜顶医院

　　　　文　勇　山东大学口腔医院

　　　　田　亚　青岛亚泰齿美口腔门诊部

　　　　朱晓杰　杭州九麟口腔门诊部

　　　　李　肃　山东泽泰口腔门诊部

　　　　汪一江　上海贝辰口腔门诊部

　　　　潘俊杰　广州景安宏悦医疗科技有限公司

内容提要

　　本书为《口腔种植精要系列丛书》的第二部，详细阐述了数字化技术在种植外科及修复中的临床应用，重点介绍了椅旁数字化外科导板及临时螺丝固位冠的设计和制作，并结合演示模型和临床实际病例介绍了不同型号全程和半程导板工具盒的使用方法和细节，以期为读者提供清晰明确的数字化种植指导。

　　全书共 6 章，由理论到临床，分别介绍了数字化种植的概况、数字化相关硬件、导板设计软件的应用细节，并结合丰富的临床病例及配套的 3D 打印模型进行数字化外科导板设计流程和种植体植入的演示。本书内容翔实，图文并茂，可为广大希望涉足数字化精准种植的口腔医师提供良好的参考样板。

主编简介

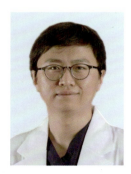

武金峰

口腔种植学博士，时代天使隐形矫治示范中心——上海天智口腔门诊部院长。上海市口腔医学会口腔修复工艺专委会委员，上海市口腔医学会老年口腔医学专委会青年委员。2010—2018 年于同济大学附属口腔医院工作，曾先后经历"住院医师规范化培训""专科医师规范化培训"，并作为优秀住院医师入选上海市卫生和计划生育委员会"上海青年医师培养资助计划"，随后作为修复专科医师于同济大学附属口腔医院从事口腔修复工作，具有丰富的口腔全科及种植修复经验。2018 年入职上海天智口腔门诊部后，对数字化诊疗进行了深入研究，从事以种植修复为主的全科工作，并结合时代天使隐形矫治进行多学科病例的综合治疗。于2021 年带领上海天智口腔门诊部荣获"上海市优秀口腔民营单位"称号。

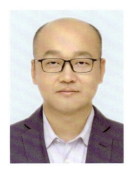

黄圣运

口腔种植学博士，口腔材料学博士后，山东第一医科大学附属省立医院主任医师、教授，山东大学和山东第一医科大学硕士研究生导师。中华口腔医学会颌面修复重建分会委员，中华口腔医学会口腔颌面外科分会青年委员，山东省医学会口腔医学分会委员兼秘书，山东省医师协会颌面外科分会委员兼秘书，山东省口腔医学会口腔颌面外科分会委员兼秘书、口腔种植分会委员，济南市口腔医学会副会长，植韵讲堂公益项目联合创始人。

近 3 年有 300 例以上的从生物力学及长期稳定性角度考虑的全口牙列缺失即刻种植即刻负重病例、擅长 Pile-up 位点保存技术、各种垂直和水平骨增量技术，对各种种植并发症（种植体周围炎、种植体折断、修复基台螺丝折断、软组织美学问题等）有丰富的临床经验。

近年来主持省部级以上课题 5 项，获山东省科技进步二等奖、山东医药科技进步二等奖。获山东省齐鲁卫生与健康杰出青年人才称号、山东省立医院第一届优秀中青年创新人才。主译口腔专著《基于解剖分区的骨增量术：技术要点与临床决策》，副主编专著 2 部，发表 SCI 收录论文近 40 篇，包括种植临床方面的 *Regenarative Biomaterials* 和 *BMC Oral Health* 等经典期刊，中文核心期刊论文 10 余篇。

序　一

　　数字化技术在口腔医学中的应用，极大改变了临床诊疗流程，在种植外科中尤其如此。无论是种植前应用软件进行种植位点规划，还是应用导板或导航技术，都可以使种植体植入的三维位置更精准、患者所受的创伤更小。数字化种植的实施涉及诸多先进的设备和软件，规范化和流程化地应用这些设备和软件是成功的关键。

　　武金峰博士是王佐林院长的高徒，在种植外科和修复的综合治疗上很有见解、技术娴熟，而且善于思考和学习。他较早接触了各种数字化修复技术，尤其在数字化技术辅助种植上有非常深入的研究。《数字化口腔种植外科技术》中呈现了大量病例，合理应用了多种先进的数字化产品，使得原本复杂的病例得到了具有前瞻性和精确性的治疗；对每个病例的治疗流程梳理也非常清晰，值得更多年轻医生学习、参考。

　　武金峰博士曾经在同济大学口腔医院修复科工作，与我共事多年，我们经常一起讨论、手术、合作治疗患者。我非常荣幸为他的第一部著作作序，并推荐给同行们。

同济大学口腔医（学）院　　刘伟才

教授　博士研究生导师

序　二

　　欣闻武金峰博士《数字化口腔种植外科技术》出版，回想我和武博士相识、共事多年，共同见证了中国数字化口腔从无到有的二十年，很荣幸能够担任本书的推荐人。

　　近年来，随着口腔医疗服务的发展，口腔正畸、种植材料逐步被纳入全国医疗集采范围，越来越多的患者愿意接受正畸及种植治疗。与此同时，随着数字化技术的进一步发展，全流程数字化口腔诊疗也得到一定程度的推广。

　　在蓬勃向上的发展浪潮中，数字化成为影响和变革口腔行业的关键因素。如何利用数字化手段增强与患者的有效沟通，提供完善的治疗方案，并为正畸及种植患者提供稳定可靠的治疗效果，受到口腔从业者的日益关注。

　　首先，数字化是解决口腔医疗供给侧资源稀缺的可行之道。医师稀缺已成为我国口腔行业发展与患者需求满足的最大掣肘。在我国，每 10 万人仅拥有约 21 名全科牙医，想要缓解供需矛盾，就必须大力发展数字化技术，提升医师的诊断治疗效率、拓宽服务半径，让医师在单位时间内能服务更多患者，从而让更多人享有更加优质、高效的口腔医疗服务。

　　其次，数字化能够提升患者的就诊体验，打造全生命周期口腔医疗服务。自我创立时代天使之初，就希望从患者出发，给予患者舒适流畅的诊断治疗体验，于不知不觉中绽放健康自信的笑容。因此，构建基于数字化虚拟患者的数字化诊疗平台，并利用数字化手段实现虚拟设计，一直是我们努力的方向。

　　再者，值得一提的是，我们正处于技术变革的红利期，创新是驱动整个口腔行业迭代升级的基础动力。正如 18 世纪的蒸汽机、19 世纪的电力和 20 世纪的 IT 技术，数字化正在重塑我们的生产与生活。以人工智能、大数据等为代表的新一代先进科学技术，正在引领口腔行业数字化发展的未来，而这很可能成为我国口腔医疗行业引领世界的机会点和切入点。

数字化口腔前景广阔，不管是解决当下临床需求、还是立足未来长远发展，都需要广大口腔医师及口腔医疗机构的共同努力。我们需要更多的有志之士投身于数字化口腔行业，也希望业内专家能够无私分享科研成果与临床经验，进行深入的探讨和交流。

武博士作为国内最早一批接触数字化技术的种植修复专家，积累了深厚的临床经验，并在多年实践中提炼出了一整套切实可行的方法论。自加入时代天使隐形矫治示范中心即上海天智口腔门诊部以来，武博士一直致力于将现有的数字化手段融入日常口腔诊疗的过程中，充分开展运用数字化口腔种植技术，并与时代天使隐形矫治技术相结合完成了一系列全流程数字化复杂病例的诊疗，积累了丰富的经验和学识。

本书图文并茂，是武金峰博士对近年来数字化种植临床经验的梳理和总结，为数字化种植从业者提供翔实可靠的入门参考依据。无论是种植牙领域的初学者，还是具有一定临床经验的口腔医师，都能从中获得启发。

期待武金峰博士在未来能够带来更多优秀的，特别是结合时代天使隐形矫治及种植的临床经验分享，也希望本书能够帮助更多有志于口腔事业的医师，掌握数字化种植技术，把握口腔数字化趋势，共同推动中国数字化口腔的蓬勃发展，造福于更多患者。

时代天使集团创始人　　　李华敏
首席执行官及执行董事

李华敏

前　言

　　初次接触口腔种植是 2007 年，当时我正在同济大学口腔医学院就读研究生，而我的第一位种植"患者"是一只比格犬。因实验需求，我要在比格犬的磨牙区植入一枚敲击固位的圆柱形种植体。那时的我尚未接受系统的口腔种植学习，于是怀着紧张而又激动的心情进行了种植手术。整个备洞植入过程极为顺利，但通过 X 线检查发现，种植体已侵入下牙槽神经管，这意味着实验必定会受到一定影响。当时我就在思考，要是能有一种计算机辅助种植技术来引导种植体植入该有多好，这样作为种植初学者就无须过多担心损伤重要的解剖结构。

　　2008 年，在导师王佐林院长的引导下，我开始真正进入口腔种植的临床学习阶段。在同济大学附属口腔医院种植科王方老师和范震老师的指导下，我对口腔种植有了初步了解，并学会了传统外科导板制作方法，即研究模型、雕蜡型、翻制模型，最后制作压模外科导板进行手术。那是一个依靠曲面断层片进行术前规划的年代，制作传统外科导板在我看来已经是高科技了。

　　随后，作为译者，我参加了 Materialise 公司在上海举办的 SimPlant 软件数字化种植交流会，进一步了解了利用 CBCT 进行种植规划，以及利用快速成型技术制作种植外科导板实现精准种植的可能性。然而由于当时软件价格昂贵，加之数据处理及制作导板的过程全程闭环，数字化种植技术未能得到很好的推广。

　　2010 年博士毕业后，我在同济大学附属口腔医院进行了为期 3 年的住院医师规范化培训，初步具备了口腔全科医师的基本技能。后续我又参加了修复专科医师规范化培训，并最终留院从事口腔修复工作，但对于数字化在口腔种植方面的应用知之甚少。而此时，种植技术及数字化技术已取得进一步发展，种植修复的成功率已不再是临床医师的主要关注点，精准种植、微创种植、即刻种植、即刻修复成了值得关注的焦点。随着数字化技术在种植领域的应用，这一切成为可能。口内扫描仪和 CBCT 设备采集的数据整合后，可为医师提供一个真正的三维虚拟种植位点，让医师能在术前进行完善的种植规划，甚至根据种植规划预制作临时修复体。

受到前辈刘伟才教授的影响，我在公立医院作为修复专科医师，对数字化在牙科领域的应用充满了向往。2018年我加入上海天智口腔门诊部（时代天使隐形矫治示范中心），成为一名以种植修复为主的全科医师，期待在隐形矫治的浪潮里，能够见证数字化牙科的蓬勃发展。门诊部的3Shape口内扫描仪成为临床诊疗的必要设备，日常工作中可利用它获取数字化印模，再使用配套软件进行后续的美学虚拟设计及数字化种植外科导板设计。另外，利用3D打印机及切割机进行数字化加工也可进一步满足患者的个性化需求。

在运用数字化手段进行牙科诊疗的4年时间里，我遇到了很多困难，也积累了很多经验。本书就近年来我在临床上的数字化种植学习及工作经历进行了回顾，介绍了数字化种植相关的软硬件基础知识，并结合实际案例演示数字化外科导板设计的具体流程。此外，还制作了真实病例的3D打印树脂模型进行导板引导下的种植体植入。期待通过本书能为广大在数字化浪潮前踌躇不前的基层口腔医师提供助力。

本书所述均来自笔者的实践经验，书中可能存在偏颇和疏漏之处，恳请各位同行批评指正。

同济大学口腔医学博士
上海天智口腔门诊部 院长　武金峰
时代天使隐形矫治示范中心 门诊经理

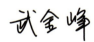

目　录

第1章　数字化口腔种植概论

一、数字化牙科

要了解数字化口腔种植，首先我们需要充分了解数字化技术在口腔领域的发展及应用，也就是数字化牙科（digital dentistry）。简单来讲，数字化牙科就是利用计算机辅助设计/计算机辅助生产技术（computer-aided design/computer-aided manufacture，CAD/CAM），使用数字化的手段辅助进行牙科诊疗。

我们需要知道，数字化牙科并不是一门学科，而是将不断发展的数字化硬件及软件融入常规的口腔疾病诊疗过程中。鉴于数字化技术所带来的数据储存、分享及加工的便利性，它已经逐渐成为口腔多学科综合诊疗的必由之路。就现有的技术手段及理念来看，笔者认为数字化牙科包含以下几方面内容。

- 整合现有的数字化信息采集技术：数码相机、锥形束计算机断层扫描（cone beam computed tomography，CBCT）、口内扫描仪（intraoral scanner，IOS）、口外仓式扫描仪（laboratory scanner）、口外种植位点捕捉仪、面部扫描仪（facial scanner）和电子面弓（digital articulator）等。
- 运用全局诊断的理念。
- 利用不断更新的 CAD 整合数据，进行诊断分析、治疗预测及治疗装置设计（如修复体或矫治器等），从而进行良好的医患沟通和多学科交流。
- 利用 CAM 设备实现快速便捷的椅旁加工，或将 CAM 数据传输至技工所进行数字化加工。

数字化牙科理念，涉及一些有别于传统牙科的硬件和软件，并出现了一些新的治疗思路。数字化牙科根据工作流程，大体上可分为三个阶段：数据获取、数据分析处理及数据输出加工。而这些流程里，有众多硬件及软件的参与 **图1** 。就笔者而言，所在机构里拥有的硬件有：单反相机、CBCT、口内扫描仪（以下简称"口扫"）、3D 打印机及切削机。

现阶段全数字化流程或者部分数字化流程已经在口腔诊疗中得到广泛应用。以单冠修复的模型获取为例，传统的方法与数字化的方法截然不同 **图2** 。现阶段，即使在临床上做完单冠牙体预备后，进行了传统硅橡胶取模发送给加工所，加工所也可能会使用口外仓式扫描仪（以下简称"仓扫"）将印模数字化，以便进行下一步牙冠的修复和设计。

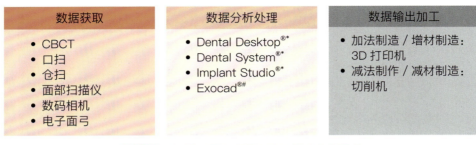

图1 数字化牙科的三个阶段所涉及的工具

*. 丹麦 3Shape 公司软件；#. 美国 Align Technology 公司软件

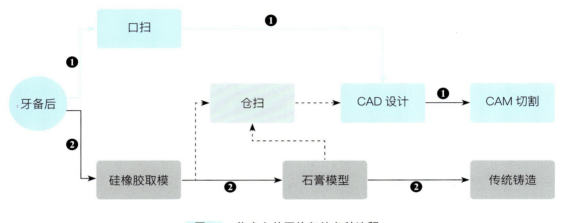

图2 临床上单冠修复的多种流程

❶ 完全数字化流程；❷ 传统方法；虚箭所示为部分数字化流程

现如今，口腔种植已经成为一种常规的修复手段，种植医师所追求的不再是种植成功率，而在于多快好省地解决患者的修复需求。因而，种植手术规划及实施应该做到以最终美观且稳定的修复结果为导向，充分将数字化手段应用在口腔种植的各个阶段，以利于实现该目标。

二、数字化口腔种植

数字化口腔种植是指将数字化手段贯穿口腔种植的整个流程，一方面包括种植前利用软件进行种植位点规划、导板设计生产及临时修复体的设计生产；另一方面包括种植后，通过口扫及扫描杆（scanbody）获取数字化印模后，进行全数字化设计生产；抑或特殊情况下，传统取模后进行部分数字化设计生产 **图3** 。扫描杆是指在口内代替传统转移杆（transfer coping）连接在种植体上的口扫取模装置，一般由聚醚醚酮（polyetheretherketone，PEEK）或者钛制作，且其外形数据存在于 CAD 软件数据库中，能被 CAD 软件所识别。

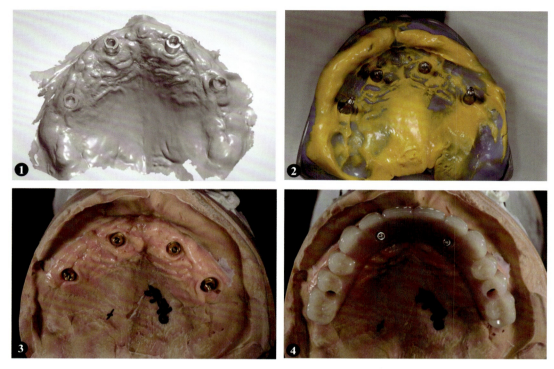

图3　数字化印模与传统取模

同一位患者的口扫取模及传统取模。❶ 连接扫描杆，尝试口扫取模；❷ 种植体水平硅橡胶取模；❸ 灌制石膏模型并选择合适的复合基台；❹ 钛支架树脂排牙制作义齿

就种植手术及其术前规划而言，利用计算机软件根据患者 CBCT 及表面扫描数据，设计种植体植入位点，并通过特定手段引导种植体植入，就称之为计算机辅助种植手术。这种计算机辅助种植手术在现阶段又有动态和静态两种不同类型，笔者在临床上常用的类型是导板引导下种植体植入，即静态导航。

（一）静态导航

静态导航也就是导板引导下种植，采集患者数据后在计算机设计软件上规划种植三维位点，并设计生产种植导板进行手术，可全程或半程引导进行种植窝洞预备及种植体植入，其特点是，在手术中不能随时改变规划好的种植位点。静态导航的临床实现所依赖的是 CAD/CAM 制作的数字化外科手术导板 **图4**。

（二）动态导航

动态导航同样在术前根据采集的 CBCT 数据进行种植三维位点规划，此规划可以显示在电脑屏幕上，而种植手术时通过特殊的设备，引导钻针与虚拟设计相匹配，医师根据屏幕上的动态引导进行种植体窝洞预备，这就允许在一定程度上调整种植体的三维位点。该技术目前处于发展阶段，硬件费用较高且技术有待完善，尚未得到广泛应用。

随着国产设备的发展和进步，相信未来种植导航系统会得到广泛的推广和应用
图5。

三、为什么需要数字化口腔种植

在口腔种植发展初期，进行种植评估和位点设计时，医师是以曲面断层片作为依据，

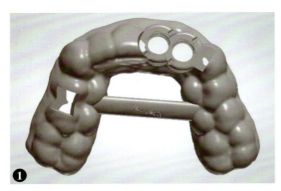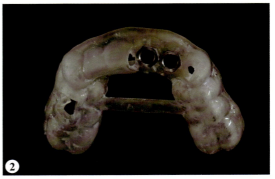

图4 ❶ 数字化外科导板设计；❷ 3D 打印后，图中种植位点上的金属环状物即为导环（**sleeve**）（详见第 **3** 章）

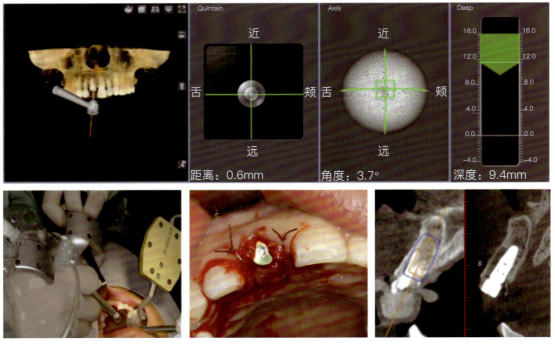

图5 种植导航系统用于单颗前牙即刻种植

评估缺牙区骨质及骨量，并决定种植体植入的位点及相应种植体的型号。受限于曲面断层片的形变及二维特性，医师在手术前并不能对种植位点的情况完全了解，因而术前规划和术后实际情况往往偏差较大，甚至会因操作不当造成严重的并发症。

随着 CBCT 设备的普及，利用 CBCT 就能对缺牙区进行完善的三维评估，可以在三维层面上进行精确测量来决定种植体植入位点和具体型号，医师就能进行更完善的术前规划，来确保在自由手植入的情况下，种植体能植入到牙槽骨较好的位置。

而随着"以修复为导向种植体植入"理念的出现，为了种植体的长期稳定性，要求种植体三维位点要能精确地满足未来修复的需要。此时，在缺乏软硬件支持的情况下，传统外科导板在一个时期得到了广泛应用。传统外科导板一般是在患者诊断蜡型的基础上进行真空热塑压膜制作，在膜片上缺牙区位点开孔，引导钻针确定牙槽嵴顶种植体植入位点的种植手术。在前牙区种植时，为了判断未来修复体与缺牙区牙槽骨的位置关系，还可以在膜片缺牙区内先填入阻射材料再进行 CBCT 拍摄，最终判断修复体与缺牙区牙槽骨的关系 **图 6**。隐形矫治患者前牙需要种植修复，在矫治器内缺牙位点充填树脂并拍摄 CBCT，评估骨量后可利用该矫治器作为外科导板引导种植窝洞预备。

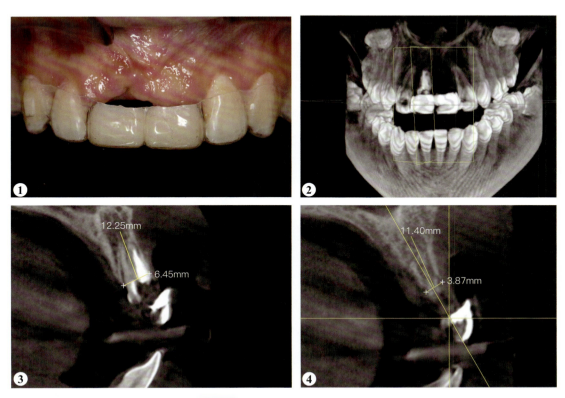

图 6　传统外科导板数据采集

❶ 矫治器内，上中切牙位点填充阻射性复合树脂；❷ 拍摄开口位 CBCT；❸❹ 评估 11 及 21 区骨量

通过传统外科导板可以实现简单的种植体植入位点确认，然而还是无法对种植窝洞预备的三维方向进行精确把控。随着数字化技术的进一步发展，数字化外科导板逐渐浮出水面，从早期单纯利用CBCT数据进行导板设计，到近年来的CBCT结合口腔表面扫描数据进行设计，并利用3D打印技术进行导板生产，其效率和稳定性得到了极大提升，基本满足了在椅旁常规导板引导下种植手术的需要。当然，在预算充足的情况下，还可以考虑采用动态种植导航系统作为备选方案。

与传统自由手种植手术相比，数字化口腔种植具有以下优势。

（一）更好地实现微创手术

在缺牙区附着龈充足的情况下，利用数字化外科导板可以实现微创不翻瓣手术，减少患者术后不良反应，还可以利用术前制作的个性化愈合基台辅助牙龈成形 图7 。

（二）避免损伤重要解剖结构

损伤重要解剖结构是种植手术并发症之一。在数字化外科导板引导下，种植体可以植入理想的三维位点，避免对邻牙牙根、下牙槽神经、上颌窦等重要解剖结构的损伤 图8 。

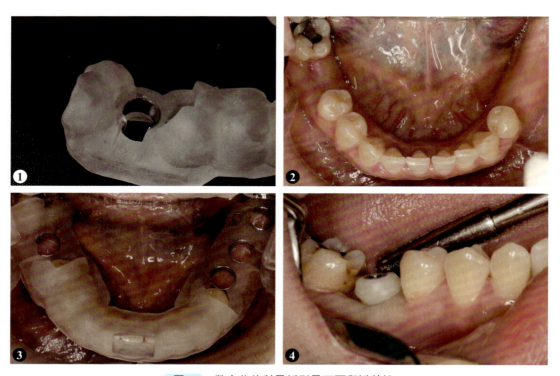

图7 数字化外科导板引导下不翻瓣种植

❶ 3D打印导板局部；❷ 术前口内照；❸ 导板试戴口内照；❹ 术后即刻戴入预制的个性化愈合基台

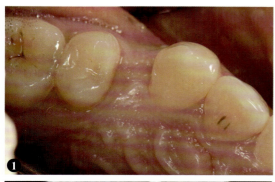
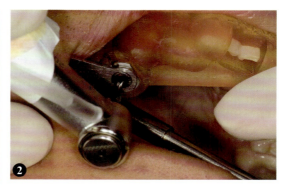
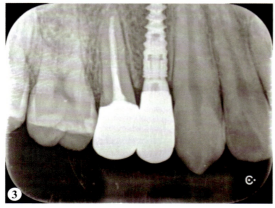

图 8　数字化外科导板规避了邻牙牙根的损伤风险

❶ 术前𬌗面照，14 近远中向缺牙间隙 4~5mm；❷ 导板辅助下窝洞预备；❸ 戴牙后根尖片

（三）以修复为导向的种植体植入

所谓"以修复为导向"，是指先确定未来最终修复体的位置及外形，再根据它来确定种植体应该植入的三维位点。如 **图 6** 所示，在缺牙区手工雕刻蜡型制作诊断蜡型后压模制作放射诊断导板，也采用修复为导向的理念来判断相应种植位点可用骨量，后续再调整该导板作为传统外科导板引导种植体植入。而在数字化外科导板的设计过程中，这一想法的实现就更加便捷。我们在进行种植位点设计前可以先进行缺牙区虚拟牙冠的设计，随后种植位点会根据虚拟牙冠的设计自动放置，操作者还可进一步调整种植位点 **图 9** 。

（四）术前可制作临时修复体简化临床流程

利用数字化技术，可以在种植手术前做好数字化外科导板及相应的临时修复体，在种植体植入后可即刻戴入预制作的临时修复体，简化临床操作流程 **图 10** 。

（五）有利于进行良好的医患沟通

利用数字化口腔种植手段，可以通过规划软件给患者展示其缺牙位点的三维软组织及骨组织状况，并通过展示虚拟牙冠的设计以及虚拟种植体的摆放，与患者交流手术及修复规划，包括种植时机、种植体类型、临时修复的可能性及方法、骨增量或软组织增量的可能性等情况 图11 。

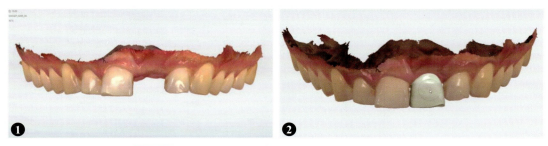

图9 Implant Studio® 软件内缺牙区虚拟牙冠放置

❶ 初诊采集的口扫文件（21 缺失）；❷ 镜像复制 11 后形成的 21 虚拟牙冠

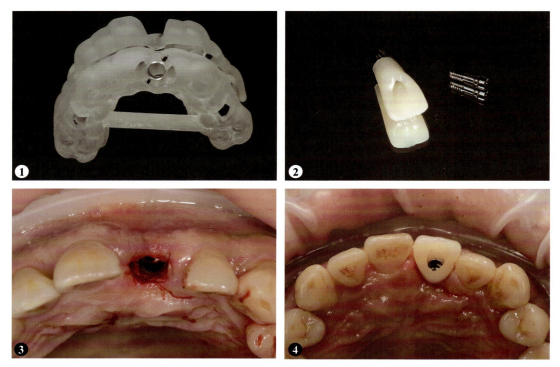

图10 术前制作的数字化外科导板及螺丝固位临时修复体

❶ 数字化外科导板；❷ 术前制作临时螺丝固位冠；❸ 导板引导微创种植体植入后；❹ 螺丝固位冠精确就位

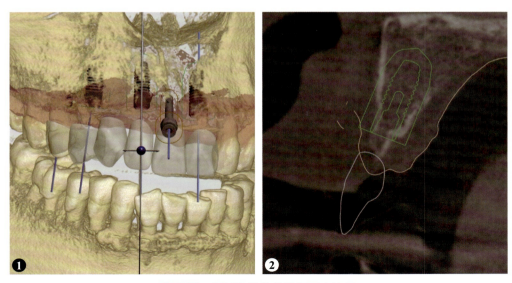

图 11　通过设计软件进行医患沟通

❶ 为颌骨三维重建影像上种植体虚拟摆放，在 12 位置做纵向截面；❷ 可见该截面上的虚拟牙外形（白线）、软组织轮廓（黄线）及虚拟种植体外形（绿线，内为种植体外形，外圈为 2mm 安全距离）；可见该位点骨宽度不足，颊侧可能会出现种植体螺纹显露，需同期 GBR 进行骨增量

四、椅旁数字化口腔种植的实现

椅旁数字化口腔种植是指在本机构内实现数字化口腔种植流程，也就是本书拟阐述的主要内容。这里不能将它简单地理解为数字化种植手术，还应包括数字化口腔种植修复（数字化印模及修复体设计制作）。而要实现椅旁数字化口腔种植治疗，需要一系列硬件和软件的配合 图 12 ， 图 13 。

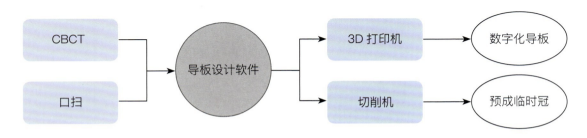

图 12　数字化外科导板制作流程

蓝色方框所示为所需硬件，灰色圆圈为所需软件，拥有这些设备和软件，术前就可以基本实现数字化外科导板和临时冠的制作

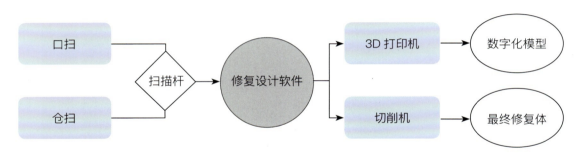

图 13 数字化种植修复流程

使用扫描杆连接种植体进行口扫，或传统取模并翻制模型后连接扫描杆，进行仓扫后获取数字化印模，
配合修复设计软件进行上部结构设计，最终 3D 打印模型并切削最终修复体

　　如上所述，当机构有 CBCT、口扫及 3D 打印机等硬件，外加导板设计软件（Implant
Studio[®] 等），就可以完成椅旁数字化外科导板的设计和加工，基本实现数字化的种植外科
手术。而额外配备椅旁切削机、仓扫及修复设计软件（Dental System[®] 等）后，就可以做
简单的最终修复体数字化加工。

　　在数字化的流程里，更高阶段涉及虚拟患者的创建，会有更多的硬件及软件要求，譬
如面扫、电子面弓等。就现阶段而言，采集患者口扫及 CBCT 数据，进行数字化外科导板
的应用已得到广泛的临床验证，本书将主要内容集中在数字化种植外科导板设计及应用方
面，后续内容主要对 CBCT、口扫及导板设计软件（Implant Studio[®]）进行详细介绍，并
结合病例进一步演示数字化导板的设计细节以及多种全程导板工具盒的应用。

第2章 CBCT

锥形束计算机断层扫描（cone beam computed tomography，CBCT）是口腔科常用的 X 线设备，用来获取头颈部的三维图像。同其他 X 线检查设备一样，CBCT 获取数据的流程同样可以简单描述为：射线产生器发射 X 线，X 线通过检测物后衰减，探测器（成像板）获取信号，图像处理以及图像显示。与常规临床所用的螺旋 CT 相比，CBCT 的扫描时间更快，相对辐射量更小；一般来说，螺旋 CT 是卧式扫描，而 CBCT 是坐式或者立式扫描 **图 14**。相对于根尖片和曲面断层片，CBCT 能够提供精确的牙齿以及颌骨的信息，并能更好地显示重要的解剖结构（如上颌窦及下牙槽神经管等），它不仅能用于种植术前的缺牙区骨质和骨量评估，还广泛用于牙周治疗中牙槽骨吸收情况的判断、根管治疗中根管形态和根尖炎症的观察，外科复杂拔牙时牙根形态和拔牙阻力的判断，以及正畸治疗时牙齿与牙槽骨关系的判断，甚至用于颌骨内不同类型的病变、颞下颌关节疾病等的影像学诊断。

一、CBCT 视野

CBCT 的视野（field of view，FOV）以直径 × 高度表示，一般的视野在（5cm × 5.5cm）～（16cm × 15cm）范围内。根据其成像范围大小可分为小视野、中视野、大视野

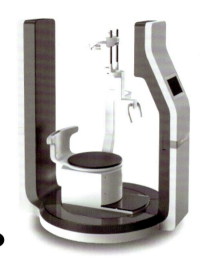

❶

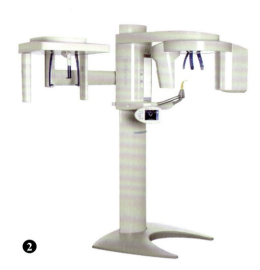

❷

图 14 坐式 CBCT（❶）和立式 CBCT（❷）

和超大视野 图15 。而医师可以根据临床需要选择合适的 CBCT，尽量选择合适的视野。通常而言，FOV 越大，辐射量越高，并且同一 CBCT 设备的视野一般有 FOV 范围调节的功能。就种植而言，单颗牙的种植可选择小视野；牙周全口检查、多颗牙种植及气道分析等操作可选择中视野；而大视野及超大视野主要适用于正畸治疗、头影测量分析、正颌手术及颞下颌关节疾病等。

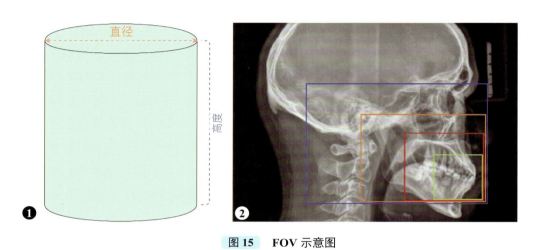

图15 FOV 示意图

❶ 代表 CBCT 圆柱形成像特性；❷ 以侧位片示意多种不同 FOV 的取景范围

笔者诊所使用的是一款中视野 CBCT，即登士柏西诺德 XG 3D（FOV 为 8cm×8cm），可根据需要调整 FOV 至 5cm×5.5cm 小视野进行局部高清拍摄，基本满足常规种植需求，但如果进行复杂穿颧种植手术时，该视野范围无法满足需要 图16 。

二、CBCT 与螺旋 CT

在 CBCT 面世之前，螺旋 CT 大多在公立医院被用于复杂的口腔外科辅助检查，但因其拍摄耗时较长、辐射量较大，且机器费用昂贵，未能在口腔领域得到广泛应用。随着 CBCT 技术的不断发展，设备费用的下降，以及在口腔种植迅速发展的驱动下，越来越多的民营诊所也拥有了自己的 CBCT。两者的区别见 表1 。

三、多平面重建图像（MPR）与三维重建

CBCT 对颌面部硬组织和软组织等进行检查时所利用的是 CT 值的差异进行成像分辨。将水的 CT 值设定为 0 作为基准，并同时设定空气的 CT 值为 –1000 的条件下，其余组织因密度不同，相对于水表现为不同的 CT 值。此时，人体中的脂肪组织显示为负值，而比水密度高的软组织显示比 0 稍大的 CT 值，牙槽骨和牙齿等硬组织中显示出更高的 CT 值，

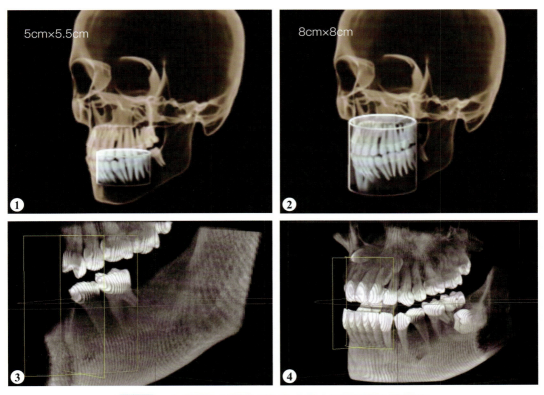

图16　小视野及中视野（❶❷由登士柏西诺德公司提供）

❶❸为小视野 CBCT 示意图及实际案例；❷❹为中视野 CBCT 示意图及实际案例

表1　CBCT 与螺旋 CT 的区别

	CBCT	螺旋 CT
拍摄体位	坐式或立式	卧式
辐射量	19.0～464.0μSv	1200.0～3300.0μSv
拍摄费用	便宜	昂贵
射线源 / 接收器	锥形束状 / 平板状	平面扇形 / 线状
口腔配套软件	有	无

μSv. 微希沃特，基本辐射剂量的单位之一

牙釉质以及烤瓷类修复体的 CT 值则达到顶峰 **表2** 。

　　因此，三维重建立体图像也可以称为 CT 值分布图，操作者可以在重建的三维图像上，通过调节不同 CT 值的透明度，来读取感兴趣的信息 **图17** 。

　　三维重建影像可以进行旋转放大等操作，让医师对整体结构有所把握。当需要详细

表 2　不同组织对应的 CT 值

组　织	CT 值（HU）
空气（air）	-1000
水（water）	0
肌肉（muscle）	35～70
纤维组织（fibrous tissue）	60～90
软骨（cartilage）	80～130
松质骨（trabecular bone）	150～900
皮质骨（cortical bone）	900～1800
牙本质（dentin）	1600～2400
牙釉质（enamel）	2500～3000

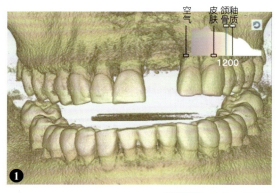 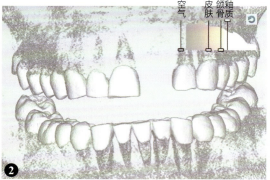

图 17　同一 CBCT 的两种三维重建影像

❶ 颌骨和牙釉质均不透明；❷ 颌骨 100% 透明而牙釉质不透明

评估某个位点的具体结构时，则需要使用多平面重建图像（multiplanar reconstruction，MPR）。MPR 截面上，在感兴趣的位点调节相应的 X、Y、Z 轴后，可以分别在各个截面上进行测量分析 图18 。

四、CBCT 精确性及空间分辨率

CBCT 数据的精确性对于医师进行口腔种植的诊断及术前计划会有较大影响。系统性综述 CBCT 线性测量精确性（accuracy of linear measurement）的多个研究认为，进行种植术前规划时使用 CBCT 是较好的手段，但要注意规划种植位点时，保证种植体距离重要解剖结构 2mm（安全距离）。此外文章还指出了可能影响数据精确性的因素：拍摄过程中患

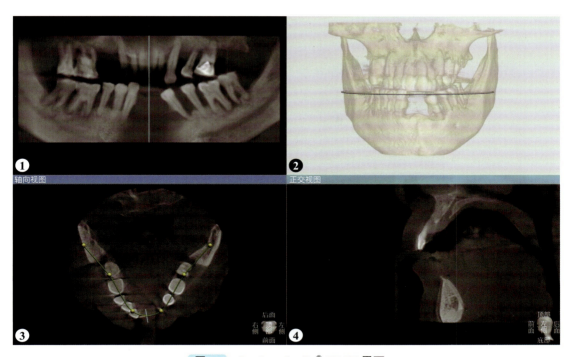

图 18　**Implant Studio® CBCT 界面**

❶❸❹ 为 MPR 各个截面；❷ 为三维重建影像

者移动产生的伪影（movement artifact）、金属伪影（metal artifact）、设备放射参数的设定及所使用的数据处理解析软件等 **图 19** 。

　　不同品牌，甚至不同型号 CBCT 设备所获取的 CT 数据都会有差异，其差异主要体现在空间分辨率，而 CBCT 的空间分辨率由体素大小（voxel size）所决定。体素即三维层面上的像素（pixel）。同等 FOV 情况下，体素越小则成像效果越细腻。通常来说，体素由 CBCT 的成像板所决定，在特定 CBCT 设备成像板不变的情况下，选择较小的 FOV，则体素更小，因而成像更细腻，适用于局部高清拍摄。不同品牌 CBCT 设备成像的体素大小有所不同 **图 20** 。

五、获取种植规划所需的 CBCT 数据

　　常规的 CBCT 配套的原厂软件就可以进行简单的种植规划，甚至进行种植导板设计，但是通常需要购买额外的软件模块，且设计产生的导板数据也只能发送给原厂进行生产（即封闭系统）。

　　第三方规划软件的出现解决了这一问题。通常获取 CBCT 数据后，我们会利用第三方软件 Implant Studio® 进行种植规划和导板设计，最终将设计的导板数据发送给技工所生产或诊所内生产。这里我们就需要了解：如何获得适合导板设计的 CBCT 数据，如何将

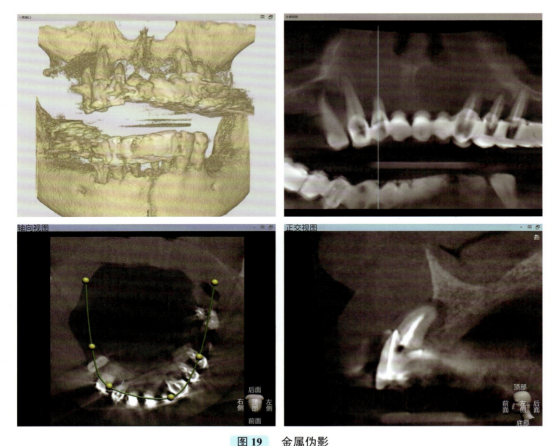

图 19　金属伪影

三维重建图像及 MPR 图像可见金属修复体产生的伪影，会对术前诊断及种植规划带来影响

CBCT 数据导出并导入第三方软件，以及如何检验 CBCT 数据的精确性。

（一）获取适合导板设计的 CBCT 数据

1. FOV 的选择　首先要充分了解自身的 CBCT 设备，根据种植位点及种植体个数选择合适的 FOV。

2. 开口位拍摄　常规的 CBCT 拍摄时，多数采取咬合位并将患者颏部固定于机器颏托上，此时有利于保持患者拍摄时的体位，避免移动伪影。然而咬合位拍摄时，上下牙列咬合在一起，无法获取𬌗面形态以及牙尖形态；上下牙列咬合还会对成像造成干扰，不利于口扫数据与 CBCT 数据的拟合。因而在获取数字化导板设计所需 CBCT 数据时，应采取开口位拍摄（上下牙列间保持一定距离）**图 21**。但在无牙𬌗或咬合关系已丧失的情况下，需要采取闭口位，借助颌位记录稳定上下颌来进行拍摄。

3. 排除干扰因素　必要时拆除口内金属类型修复体，以避免金属伪影的产生；对于修复体无法拆除的情况，可临时粘接阻射标志物以便后期数据拟合。

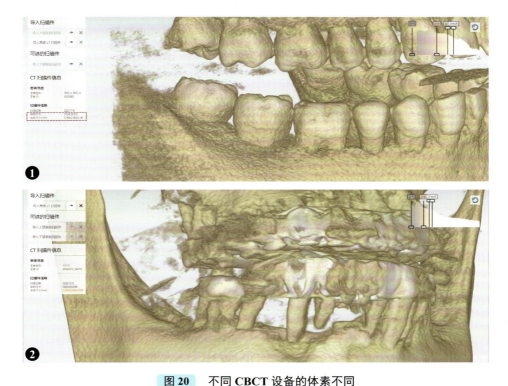

图 20　不同 CBCT 设备的体素不同

❶ 设备的体素大小为 0.16mm³；❷ 设备的体素大小为 0.30mm³

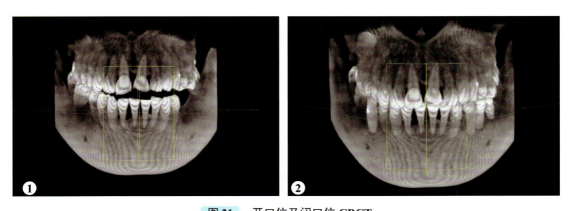

图 21　开口位及闭口位 CBCT

❶ 治疗前开口位 CBCT；❷ 综合治疗后闭口位 CBCT

（二）导出 CBCT 数据

为了方便患者医疗数据的共享与传输，便于第三方软件进行数据的二次读取和应用，CT 类设备所产生的影像数据均可导出为一个标准格式，即 DICOM（digital imaging and communications in medicine）格式进行共享和传输。DICOM 数据不仅包含图像数据，还包含有数据采集设备信息、采集日期、体素大小及一些患者的基本信息等 **图 22** 。

（三）导入 CBCT 数据到导板设计软件

常规在第三方软件内，新建种植规划或导板设计病例后，根据提示导入 DICOM 文件，不同的软件流程不同。例如，3Shape Implant Studio 内，点击"导入患者 CT 扫描件"后，根据提示选择 DICOM 文件夹内任意文件即可实现导入 **图 23** 。

（四）检验 CBCT 数据的精确性

前面我们已经谈到了 CBCT 精确性的影响因素，为了验证所获得的 DICOM 数据是否精确，我们可以简单的通过 DICOM 数据与口扫文件的拟合来对照检查。具体工作流程我们将在第 4 章进行阐述 **图 24** 。

DICOM tags	All	Acquisition	Critical	Image	Main	Patient		
	Tag		Tag Description		VR	Length		Value
	(0008,0070)		Manufacturer		LO	6		Sirona
	(0008,1090)		Manufacturer's Model Name		LO	4		XG3D
	(0008,0060)		Modality		CS	2		CT
	(0010,0020)		Patient ID		LO	8		B002880
	(0010,0010)		Patient's Name		PN	16		□□□□□D^□□□□□□D^^^
	(0028,0030)		Pixel Spacing		DS	10		0.16\0.16
	(0008,0021)		Series Date		DA	8		20210710
	(0008,0031)		Series Time		TM	6		162426
	(0008,1010)		Station Name		SH	4		DRWU
	(0008,0020)		Study Date		DA	8		20220331
	(0008,1030)		Study Description		LO	14		SIDEXIS Study

图 22 DICOM 文件所包含的信息

患者数据导入 Mimics Medical 软件（Materialise，比利时）后显示的 DICOM 数据主要信息，这里的 Pixel Spacing 是指左侧单张图片的像素

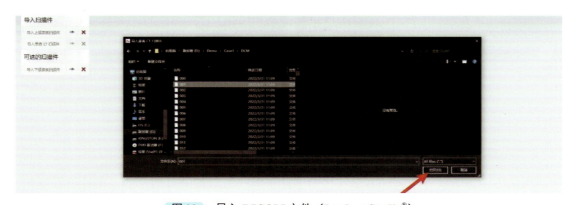

图 23 导入 DICOM 文件（Implant Studio®）

点击图片左侧"导入患者 CT 扫描件"后，选择 DICOM 文件夹内任意文件，点击"打开"即可导入

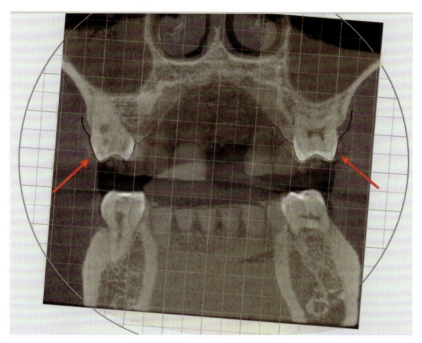

图 24　**CBCT 精确度检查**

Implant Studio® 软件内，CBCT 数据与口扫文件匹配拟合后，检查匹配程度（红箭所示，黑色线条为口扫文件轮廓）

第 3 章　口扫与数字化印模

一、数字化印模获取方式

数字化印模也就是将模型以数字化的方式进行呈现，其目的是获得患者上下牙列及其周围组织结构的表面信息，因而也被称为表面扫描（surface scanning）。利用口扫获得患者口内表面信息只是数字化印模的一种方式，在临床上实现数字化印模也可以借助仓扫。因而现阶段存在以下三种数字化印模获取方式 **表3** 。

而在临床上，我们最常用的是通过口扫获取数字化印模，可以避免因取模及灌制模型带来的误差。本章后续主要阐述口扫相关原理及临床应用。

表3　数字化印模的获取方式

获取方式	方法描述	优缺点
口内扫描	直接利用口扫进行口内扫描	直接获取数据，避免传统取模误差；呈现结果为彩色；患者舒适度高；方便直接医患沟通
仓扫印模	利用仓扫扫描硅橡胶印模	游离端多数牙缺失或者全口牙列缺失时，可使用传统印模获取压力性印模
仓扫石膏模型	利用仓扫扫描石膏模型（可带𬌗架扫描）	无牙𬌗种植取模时，口扫操作不便，误差较大，可用传统方法取模并灌制石膏模型，连接扫描杆后仓扫

二、口扫的发展史

1987 年，第一台商用的光学非接触口内扫描仪在 Cerec（登士柏西诺德，美国）CAD/CAM 系统中作为取模工具出现。2008 年，E4D（D4D 公司，美国）系统面世。然而，医师如果需要进行椅旁口内扫描，唯一能使用的口内扫描仪只有 Cerec。另外，Cerec 和 E4D 均为封闭系统，所有的数据只能在系统内处理加工，不能导出数据至第三方软件进行处理。因此，以上因素在一定程度上束缚了数字化牙科的自由发展。

近年来，口内扫描仪发展异常迅速，口扫设备越来越小型化，并且扫描速度越来越快，几乎能够满足临床上的各种数字化印模需要 **图25** 。另外，随着配套的 CAD 软件功

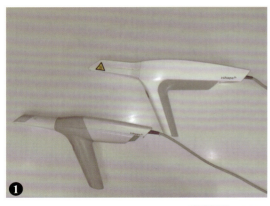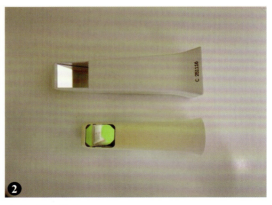

图 25　**3Shape 公司口扫设备**

❶ 不同外形设计的 TRIOS 2 及 TRIOS 3；❷ 不同大小的扫描头，上方为 TRIOS 2，下方为 TRIOS 3

能进一步完善，当我们获取数字化模型后，完全可以在虚拟的环境下完成术前诊断、修复体设计及正畸治疗设计等复杂工作。

当然，口扫取模只是获取数字化印模，是跨入数字化牙科的第一步，到目前为止，并不能完全替代传统取模。现阶段在某些情况下（如跨牙弓修复或无牙殆印模等），还是需要先进行传统取模，再利用仓式扫描仪将其数字化。

国内市场上口扫品牌众多，早期是进口品牌的天下，现今国产品牌的口扫在扫描精确度上已经达到了临床要求，且费用相对便宜，因而逐渐占据一定的市场份额。笔者常用的口扫设备是 3Shape TRIOS 2 以及 3Shape TRIOS 3，导板设计软件是 3Shape Implant Studio，后续的展示病例大都是利用该设备和软件完成的。

三、口扫的成像原理

口扫的工作原理是通过整合光发射装置以及成像系统，在口内直接获取牙齿及其他相关结构的表面信息，并重建为表面模型。不同厂家的口扫成像原理有所不同，因而会有不同的口扫方式以及成像结果，且最终生成不同的结果文件 **表 4** 。

表 4　**常见口扫的特性**

口扫型号	数据采集原理	成像色彩	结果文件	导出 STL
3Shape TRIOS（3Shape，丹麦）	共焦点激光	彩色	DCM/3OXZ	是
iTero Element（隐适美，美国）	3D 激光扫描	彩色	STL/PLY	是
Cerec Omnicam（登士柏西诺德，美国）	录像	彩色	RST/DXD	否
Aoralscan（先临三维，中国）	结构光	彩色	STL/OBJ/PLY	是

当然，如果所用的口扫系统是开放系统，那么最终都可以导出 STL（standard tessellation language）文件。STL 文件是一种口扫通用格式，以多个三角形（一般为二进制语言）来描述一个三维物体的表面特征 **图 26**。STL 文件最早由 3D Systems（美国）公司创始人发明，并用于三维立体固化成形技术（stereolithography，SLA）进行快速立体成形，也就是我们现在最常用的 3D 打印技术之一。现今，STL 文件广泛应用于工业和医疗各个领域，可导入到第三方软件进行工业设计或者医疗装置设计，最终设计结果也以 STL 文件呈现，再用于 CAM 加工（3D 打印或者研磨切割）。

四、口扫的功能及优势

口扫的主要功能就是获取数字化印模，而随着口扫设备配套软件的进一步开发，在配套 CAD 软件的辅助下，口扫不仅能够完成上下颌表面信息的扫描，还可以在扫描的过程

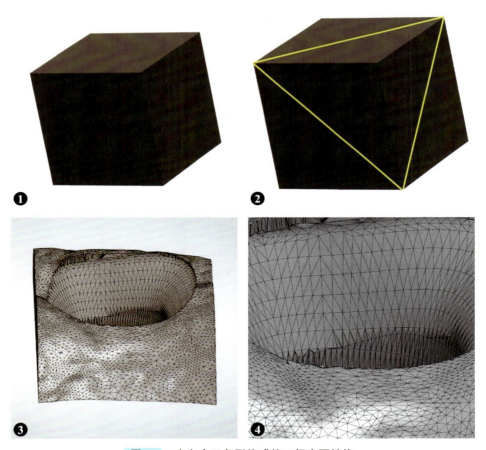

图 26　由多个三角形构成的口扫表面结构

图 ❶ 中简单的正方形可由图 ❷ 中的 12 个三角形构成，而图 ❸ 中这样复杂的穿龈袖口结构则由图 ❹ 中更多更复杂的三角形构成

中进行静态咬合匹配，进一步实现一定程度的动态咬合匹配。同时在扫描的过程中，口扫还可以进行口内高清照片采集，方便技工在使用口扫数据进行修复体设计的过程中参照相应照片进行牙体预备后的边缘线确认等 **图27** 。

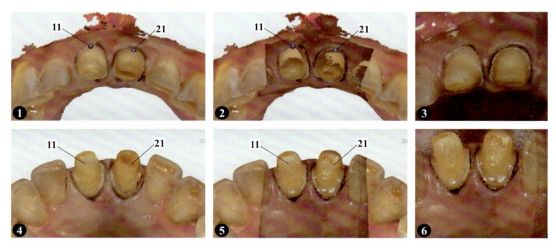

图27 牙体预备后通过口扫获得表面扫描件及对应高清照

❶ 口扫殆面观，偏颊侧可见清晰边缘线；❷ 对应高清照与口扫重叠；❸ 对应颊侧边缘高清照；❹~❻ 口扫殆面舌侧观及高清照

当进行种植修复取模时，旋下种植位点的愈合基台，立刻进行软组织袖口的扫描，再连接扫描杆完成进一步扫描，这样可以完美复制种植体的穿龈通道，为最终修复体穿龈轮廓的设计提供依据 **图28** 。

五、口扫取模与传统取模

使用口扫可以避免传统方法取模和制作模型过程中多种因素引起的数据误差，还可以将口内扫描数据瞬间传输至相应的 CAD 软件进行设计 **表5** 。这不但缩短了模型制作及运输的流程和时间，而且还可以直接利用设计的文件制作出高精度的修复体，必要时还可以打印出模型进行修复体试戴及调整。

以单颗种植修复取模为例，传统取模时准备工作更多，操作过程复杂且耗时，并且会耗费多种材料 **图29** ，而对于口扫取模来说，只需要准备扫描杆（scanbody），扫描完成后即可椅旁设计加工或发送给技工所直接设计加工 **图30** 。

六、口扫的精确性

在利用口扫取模时，临床医师主要担心的是扫描数据的可信度，也就是精确性（accuracy）。而精确性包含了真实度（trueness）和精度（precision）两个维度。真实度是

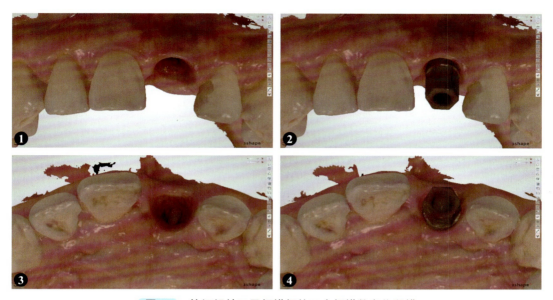

图 28　软组织袖口及扫描杆的口内扫描数字化印模

❶ ❸ 为穿龈袖口扫描唇侧观及𬌗面观；❷ ❹ 为连接扫描杆后唇侧观及𬌗面观

表 5　口扫的优缺点

优　点	缺　点
• 患者感觉好 • 节省时间 • 简化了临床程序 • 不再需要石膏模型 • 更好的医技沟通 • 更好的医患沟通	• 不容易获取基牙较深的肩台边缘 • 操作需要一定的学习 • 购买设备需要较多费用

多次测量后的平均值与真实物体或参考值之间的一致程度，也就是指测定结果的偏差。精度表示测定结果间的一致程度，即表示"测量值的分散"。结合这两个概念就可以表达口扫取模的精确度，也就可以评价整个测量方法的可信度。

已有研究表明，在牙支持或者种植体支持短牙弓修复体口扫取模时，相比于传统取模，口扫精确度更高。口扫取模制作的修复体相对于传统取模，其边缘及内部的密合性更高。但是进行牙列跨区长桥修复时，口扫出现的偏差要大于传统取模，这可能是由于随着扫描长度的增加，口扫设备进行图片重叠和修补的误差越大。随着软件和硬件的升级换代，口扫精确度也会有所提高。

七、口扫的应用场景

就口扫本身而言，它只是单纯的一个将患者口内的表面状况进行数字化的工具。作为

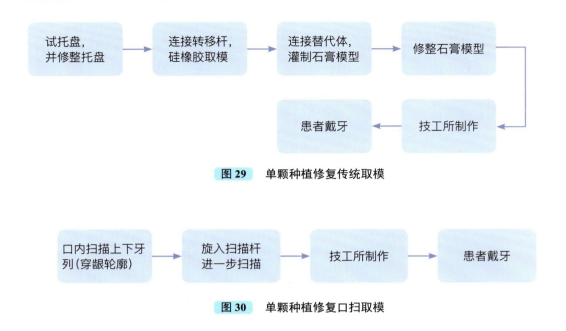

图 29　单颗种植修复传统取模

图 30　单颗种植修复口扫取模

一个取模工具，它至少应该满足以下 5 个基本要求。

- 获取精确模型数据。
- 扫描速度快。
- 能实时呈现扫描结果，以便进行医患沟通。
- 对于扫描有误的地方可以局部选定重新扫描。
- 能导出通用的 STL 文件。

在满足以上基本要求的情况下，口扫就具备了代替常规取模的能力，然而作为数字化牙科入口，口扫还需要通过自身配套的 CAD 软件来实现一些复杂的功能，用于满足各个临床场景。

- 常规修复：可以在备牙前扫描预制备件，备牙后局部重新扫描，完成后取模；备牙后可以检测牙备量、倒凹以及修复空间。
- 正畸：患者牙列监测功能，尤其是在进行隐形矫正时，各个复诊时间段的口扫监测功能可以实现对虚拟设计方案临床表达情况的追踪验证。
- 种植：在种植修复取模时，可以通过局部修改预制备件（即种植前）扫描种植体的穿龈轮廓，然后连接扫描杆进行扫描，确定种植体位点，可以高效获得种植体穿龈轮廓及种植体三维位点。
- 其他：可以扫描口外的石膏或树脂模型；进行局部照片（与口扫相对应）采集；真彩显示；进行比色获取牙齿色彩信息；获取静态以及动态咬合情况等。

总之，口扫设备功能强大，操作便捷，已逐渐成为口腔门诊椅旁诊疗的必需品。

第 4 章　种植导板设计软件

前文中我们讲到了获取数据的硬件设备，在获取数据（DICOM 及 STL 等）之后，就可以利用数字化牙科软件进行下一步工作。目前市面上有多种不同的软件可用，笔者常用的是 3Shape TRIOS 配套的临床端软件 Dental Desktop，它将一系列椅旁工作流程做成了不同的模块 **表 6** ，可以选定不同的模块，具体操作项目及牙位（单冠、桥体、嵌体以及种植手术规划导板设计等），进入相应的流程。不同模块的扫描流程略有差异，可根据相应的提示进行操作。

表 6　　**3Shape Dental Desktop 软件模块及功能**

软件模块	功　能
Design Studio（DS）	单冠、贴面、嵌体、桩核冠、桥体
Implant Studio（IS）	种植手术规划、导板设计
Treatment Simulator（正畸治疗虚拟）	虚拟正畸结果
Splint studio（咬合垫）	咬合垫设计
Smile design（微笑设计）	前牙美学设计
Screw-retained restorations add-on（螺丝固位修复体插件）	种植修复螺丝固位冠设计

其中，IS 用于进行种植规划及导板设计，如果结合了螺丝固位修复体插件，还可以实现导板设计的同时制作螺丝固位临时修复体。

本章将分别介绍在 IS 软件内进行种植规划及导板设计的流程，并简单介绍与即刻修复相关的术前制作螺丝固位修复体的流程。

一、种植规划

对于简单的种植病例，使用 IS 进行种植位点规划设计，可以在三维影像评估种植体虚拟植入位点周边骨质骨量及软组织情况，完善术前诊断及治疗计划，并辅助进行医患沟通。

根据在规划前是否生成虚拟牙冠会有两种流程，区别在于是否导入表面文件（DCM/STL）**图 31** ，**图 32** 。下文将以种植规划方式二为例，阐述整个流程和注意事项。

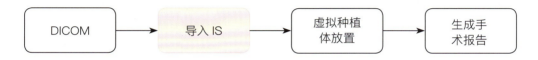

图31 种植规划方式一

只需要 DICOM 数据，导入 IS 后进行种植体位置规划

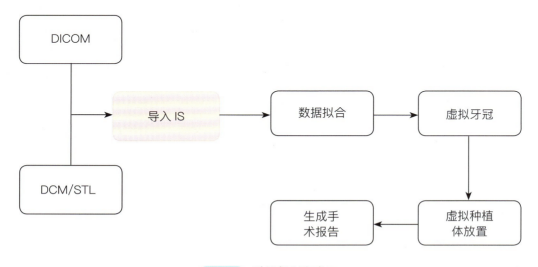

图32 种植规划方式二

需要 DICOM 及 DCM/STL 数据，两者在 IS 中拟合后，设计虚拟牙冠，修复为导向虚拟放置种植体

（一）资料采集

CBCT 拍摄并导出 DICOM 数据，口扫或仓扫获取数字化印模 DCM 或者 STL 文件。

（二）数据导入 IS

1. **新建患者** 在 Dental Desktop 中新建患者 图33 。

2. **新建病例** 建立好患者档案后，新建 IS 病例，调用 IS 模块 图34 。

3. **选择颌位、工作流程及牙位** 下一个界面弹出后，依据提示选择"上颌"或"下颌"，并选择工作流程为"仅规划"（ 图35 ❶），随后选择种植体植入的牙位（ 图35 ❷）。

4. **选择虚拟牙冠** 需要注意的是，此时选择虚拟牙冠 图36 ，则需要导入表面扫描件 图37 。

5. **导入表面扫描件** 进入数据导入页面，可以根据图示导入表面扫描文件。需要注意的是，导入扫描件后才能进行虚拟牙冠放置（ 图37 ❷红箭所示），且对下颌的扫描件不是必选项。

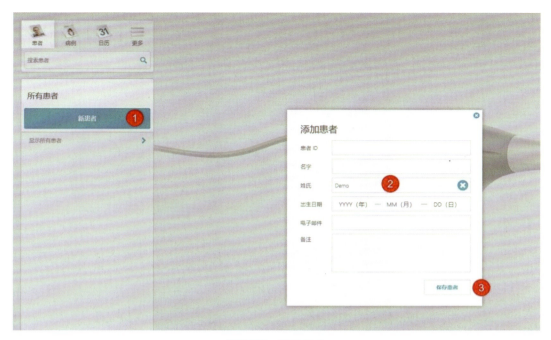

图 33　新建患者

按顺序依次点击❶"新患者"；❷填写必填项"姓氏"；❸点击"保存患者"

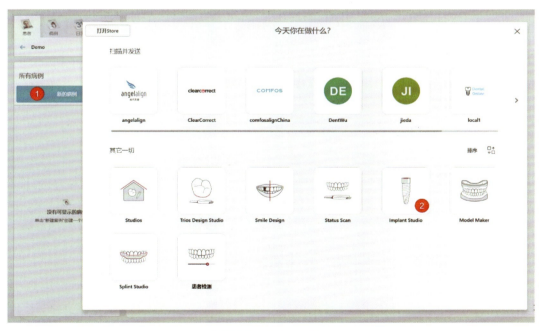

图 34　新建 IS 病例

依次点击❶"新的病例"；❷"Implant Studio"图标

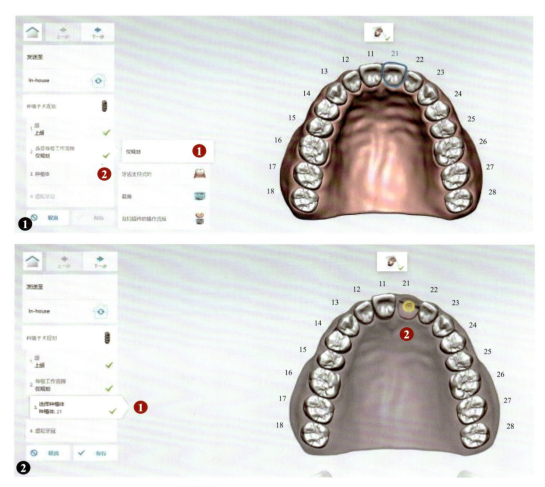

图 35 选择颌位、工作流程和牙位

依据图 ❶ 和图 ❷，依次选择颌位为"上颌"，工作流程为"仅规划"，拟种植的位点为 21

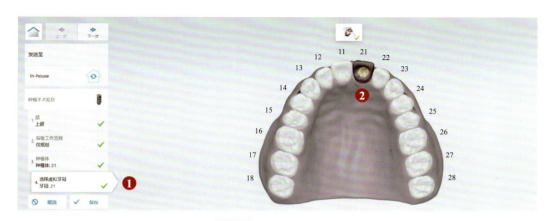

图 36 选择虚拟牙冠

选择 21 虚拟牙冠，在进行种植规划时会要求先进行虚拟牙冠的设计

6. 导入 CT 扫描件（DICOM）　导入 CT 扫描件即 DICOM 文件，导入后可在（图 38 ❷）MPR 界面上检查所选影像是否正确。确定无误后就进入设计阶段（图 38 ❹ 红箭所示）。

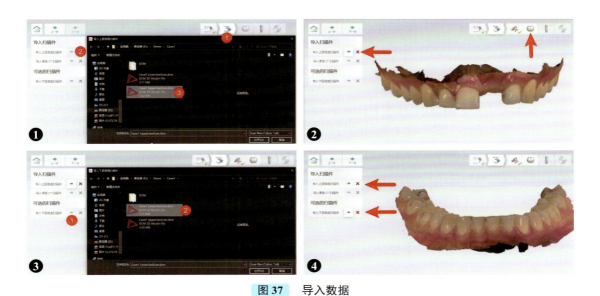

图 37　导入数据

在图 ❶ 中，点击 ❶ 导入数据按钮，点击 ❷ 选择上颌扫描件，点击 ❸ 打开对应扫描件；在图 ❷ 中，可见已完成上颌扫描件的导入；图 ❸ 为下颌表面扫描件的导入（非必选项）；在图 ❹ 中，可见已完成下颌表面扫描件的导入

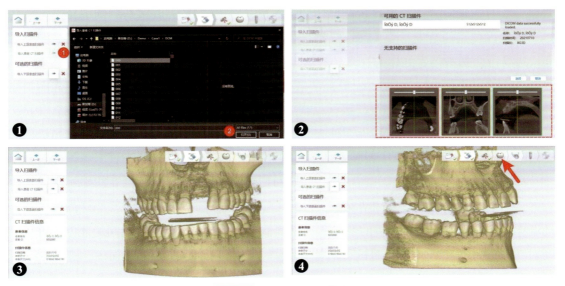

图 38　导入 CT 扫描件

图 ❶ 中，点击 ❶ 导入 CT 扫描件后，❷ 选择 DICOM 文件夹内任意文件点击打开；图 ❷ 为导入后的 MPR 界面，可拖动各界面上滑块进行检查，确认数据导入是否正确（红色框线）；图 ❸❹ 为 CT 三维重建界面，点击图 ❹ 所示按钮进入"虚拟牙冠放置"界面

（三）虚拟牙冠放置及虚拟种植体放置

数据导入完成后，进入设计阶段，根据以修复为导向的种植理念，第一步的操作应该是进行虚拟牙冠的放置。这里我们需要重点了解一下"虚拟拔牙"的概念，无论是在即刻种植还是延期种植，通过软件对表面处理文件的修改，创造出虚拟的拔牙窝洞，有利于下一步的操作。

1. 虚拟牙冠放置

(1) 虚拟拔牙：虚拟牙冠放置界面默认从虚拟拔牙开始 图39 。虚拟拔牙的目的是：①即刻种植时，通过虚拟拔牙为种植导板及导环的放置开辟空间；②延期种植时，可在缺牙区黏膜处进行拔牙标记，调整缺牙区软组织形态，有利于导环的放置，使其更贴近牙槽嵴顶，当然此时如果进行导板引导下手术，导板就位前需要拔牙或翻瓣。在本章"导板设计"中将详细描述。

(2) 生成并调整虚拟牙冠 图40 。

2. 虚拟种植体放置

虚拟牙冠放置完成后，将进入虚拟种植体放置流程，依次进行CT扫描件的裁剪（裁剪多余数据）和全景曲线设定 图41 。

(1) 裁剪CT扫描件：初始拍摄CBCT的数据一般较大，过大的数据会降低软件运行的流畅性，可根据需要进行CT扫描件的裁剪。需要注意的是，要保留足够的解剖结构用于后续与数字化印模的匹配拟合。

(2) 全景曲线设定：在软件三维重建影像上调整咬合平面，来获得所需全景曲线的横截面，此时在轴向视图可拖动黄色球体调整曲线（ 图41 ❸）。调整的目的主要是为了获得预计植入位点的清晰影像（ 图41 ❹）。需要注意的是，如种植位点在下颌则需调整平面，进行下牙槽神经管的标记。

(3) 数据匹配拟合：数据匹配拟合是指将CBCT三维重建影像（DICOM）与表面扫描件（DCM/STL）进行匹配拟合。数据拟合后相当于在CBCT三维重建影像的粗糙"内核"上覆盖了一层精细的表面扫描件"外壳"，而最终数字化导板的设计是基于表面扫描件的"外壳"和CBCT的"内核"而形成。

当进入IS数据拟合即"扫描对齐"界面时，两者数据已经完成自动匹配，实现初始对齐。在CBCT伪影不严重的情况下，自动匹配就可以得到满意的效果。当然软件也有手动调整功能，方便在伪影严重的情况下进行调整。对自动匹配结果有疑问的地方，可在手动对齐阶段进行检查，必要时进行调整 图42 。最终确认匹配结果无误后，点击"确认对齐"进入种植规划界面 图43 。

(4) 虚拟种植体放置。

① 初始界面：虚拟种植体放置，即在"种植手术规划"初始界面可以看到叠加了虚拟修复体信息的三维重建影像及MPR影像，检查无误后直接点击红箭所示"+"按钮，进

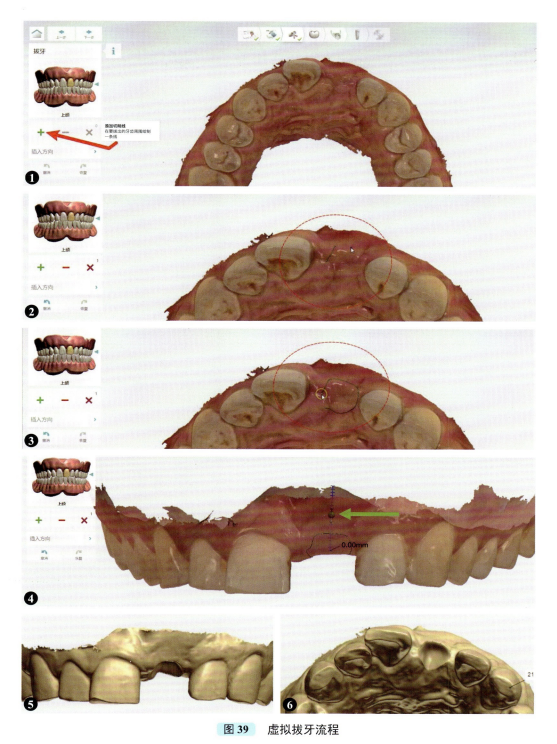

图 39　虚拟拔牙流程

❶ 点击添加"切削线"，在扫描件缺牙区定点；❷ 在缺牙区划线确定虚拟拔牙范围；❸ 点击图示黄色圆圈封闭虚拟拔牙范围；❹ 拖动绿色圆点可调整虚拟拔牙窝深度；❺ 颊侧可见虚拟拔牙后牙龈形态；❻ 殆面可见虚拟拔牙窝洞及轮廓

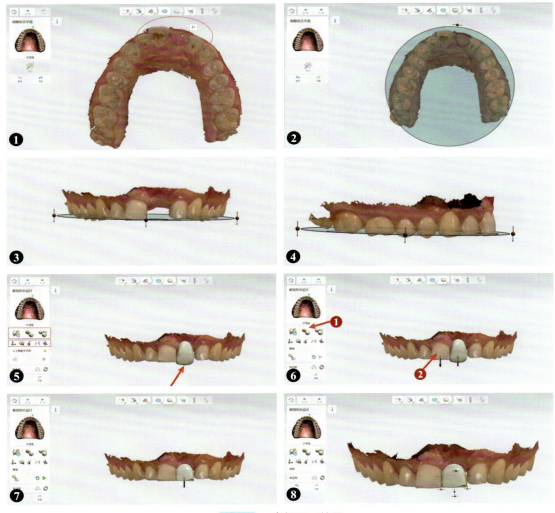

图 40　虚拟牙冠放置

❶ 确定 21 的位点；❷❸❹ 为咬合平面的调整；❺ 自动放置的虚拟牙冠，左侧红色框线内为牙冠调整工具栏；❻ 点击箭❶ 所示位置"复制牙齿"，点击❷ 的位置将对侧牙 11 作为复制对象；❼ 复制完成后；❽ 点击左侧工具栏进行虚拟冠外形修整

入种植体选择阶段（ **图 44** ）。

　　② 种植体选择：IS 里有众多种植体数据库可供选择，可根据需要在服务器下载添加（ **图 45** ❶ 红色框线），本案例以 Astra 种植体（登士柏西诺德）为例。我们依次选择种植体厂商 DENTSPLY implants（ **图 45** ❶ 蓝色框线），种植体型号为 OsseoSpeed™ EV Straight 4.2mm × 13.0mm（ **图 45** ❷ 黄箭），虚拟种植体根据虚拟修复体的位置自动添加在三维重建影像及 MPR 视图上（ **图 45** ❸ ）。

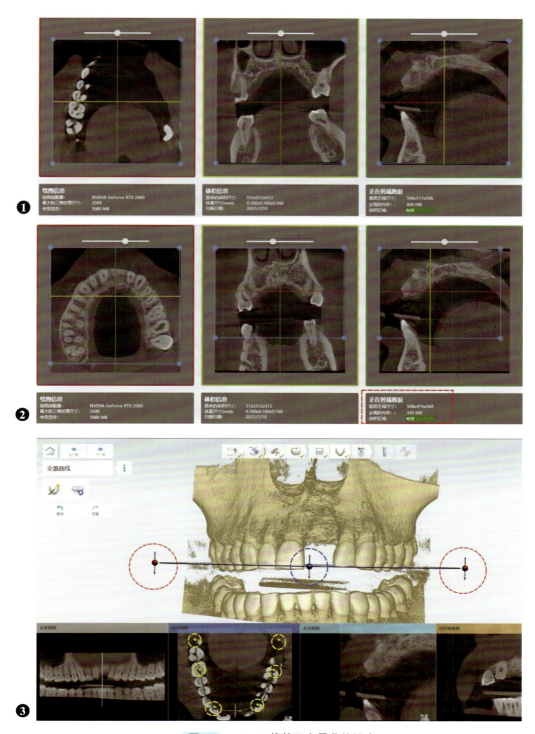

图 41　CBCT 裁剪及全景曲线设定

❶ 初始导入 CBCT 数据，显示数据包大小为 426MB；❷ 根据实际需要裁剪后，数据包大小为 345MB（拖动 MPR 各界面上蓝色框线边角进行裁剪）；❸ 三维重建影像，拖动蓝色球体可调整横截面位置，两侧红色球体可调整平面的倾斜度，MPR 界面轴向视图上调整黄色球体位置，可调整曲线形态

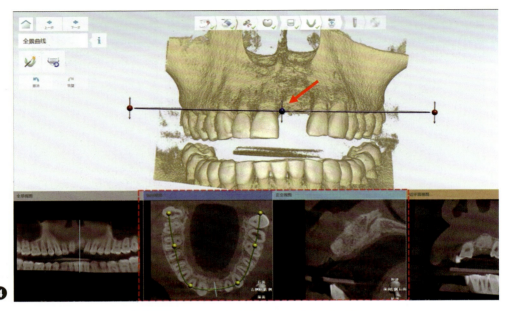

图 41 （续） **CBCT 裁剪及全景曲线设定**

❹ 整体上移动横截面位置于缺牙区牙槽顶（红箭），可见轴向视图全景曲线自动调整，正交视图上可见预计植入位点硬组织情况（红色框线）

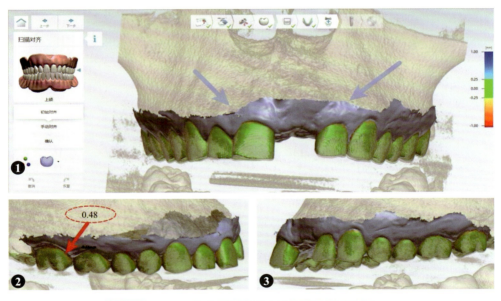

图 42 **CBCT 与表面扫描件自动匹配及手动调整**

两者的匹配度以颜色表示，绿色代表表面拟合的差异极小（±0.25mm）。❶ 蓝箭所示蓝色表面即为表面扫描件软组织部分；❷❸ 分别为右侧及左侧视图，可见后牙区近远中邻面少许黄色区域，鼠标悬停此处可显示偏差数值（此处的误差可能因口扫未扫到 17 近中邻面导致），可在"手动对齐"阶段进一步检查

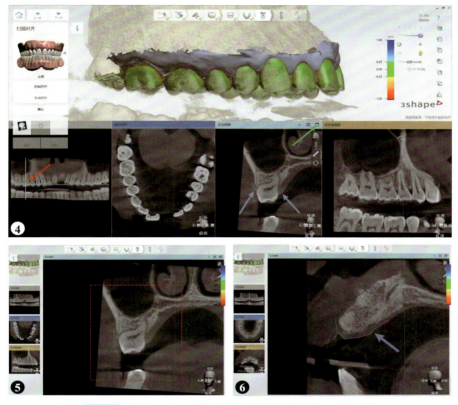

图 42　（续）　CBCT 与表面扫描件自动匹配及手动调整

❹ 调整全景视图，红箭所示"十字"框架置于右上后牙区，多视图检查匹配程度，蓝箭所示蓝色框线为表面扫描件的轮廓，点击绿箭位置放大该视窗，显示为 ❺，进行进一步检查；❻ 正交视图上拟种植区域数据重叠效果

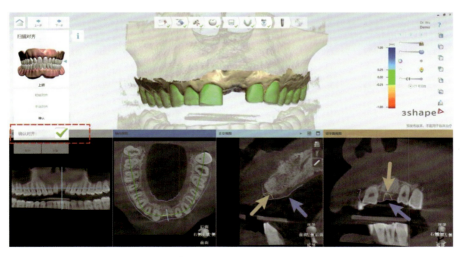

图 43　确认数据拟合结果

勾选"确认对齐"，在正交视图和切平面视图上可见数字化印模轮廓（蓝箭）及虚拟拔牙窝洞轮廓（黄箭）

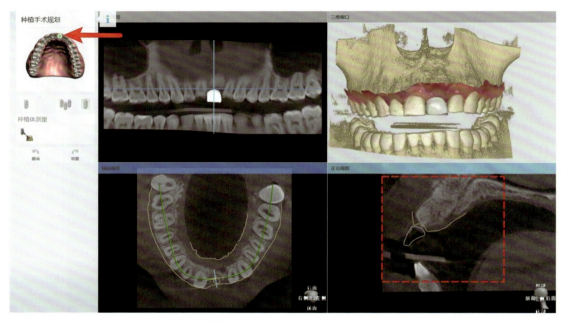

图 44　种植手术规划初始影像

正交视图红色框线所示：黄线为经过"虚拟拔牙"修改的数字化印模轮廓，白线为虚拟修复体轮廓。点击红箭所示"+"可进入种植体选择阶段

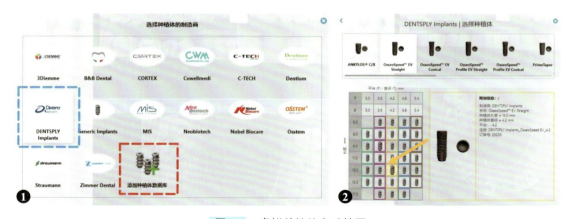

图 45　虚拟种植体自动放置

❶ 为种植品牌选择界面，可额外添加感兴趣的数据库（红色框线）；❷ 选择 OsseoSpeed™ EV Straight 4.2mm×13.0mm 种植体（黄箭），右侧黄色框线内会显示种植体的详细信息

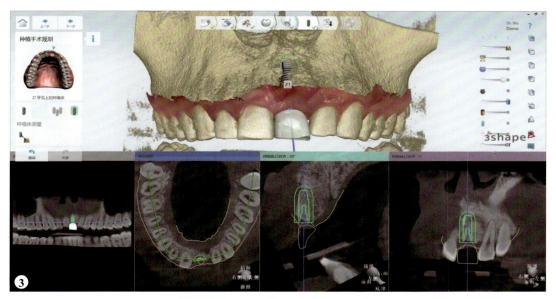

图 45 （续）虚拟种植体自动放置

❸ 选择完毕后，根据修复体位置自动放置的种植体，可进一步调整

③ 虚拟种植体位置调整：在三维影像视图以及 MPR 视图上可对虚拟种植体的三维位置进一步调整，以满足美观修复的需要。在三维重建视图及二维截面视图上，均可拖动红色球体左右移动进行旋转，绿色球体上下移动可调整种植体的长度，同时鼠标放置在种植体上可拖动种植体各方向移动 图 46 。

常规情况下，笔者进行调整时主要关注二维截面视图，首先调整种植体近远中位置及倾斜（ 图 46 ❸），再根据修复体位置调整种植体颊舌向位置及倾斜，最后再确定种植体的植入深度。前牙美学区种植体植入的三维位置至关重要，可参考 "3A-2B" 原则进行设计，即种植体颊侧保留至少 2mm 厚度的骨量，深度在虚拟修复体颈部轮廓下 3mm。

而对虚拟种植体周围硬组织的考量不能仅靠两张二维截面视图（ 图 46 ❷ ❸），在这个截面视图上可按住键盘 "CTRL" ＋鼠标滚轮，绕种植体旋转来检查周边硬组织情况 图 47 。

需要注意的是在 IS 进行虚拟种植体放置时默认安全距离为 2mm，在软件内体现为虚拟种植体周围包裹的绿色框线，在种植体摆放的过程中，如两颗种植体间距离过近（＜4mm），或距离下牙槽神经管过近（＜2mm）时，虚拟种植体的颜色会由绿色转变为红色做出预警。

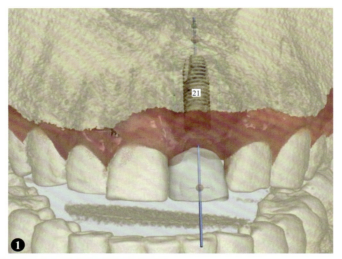

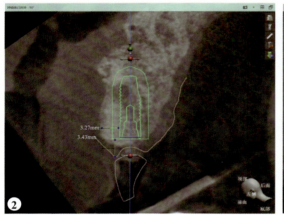

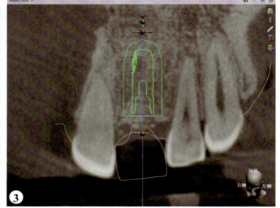

图 46 "3A-2B"原则虚拟种植体位置调整

❶ 三维重建图像虚拟修复体及虚拟种植体；❷ 此窗口为垂直于全景曲线的截面视图（矢状面），可检查虚拟种植体颊侧骨壁厚度和植入深度；❸ 为平行于全景曲线的截面视图（冠状面），用于检查种植体近远中位置及倾斜

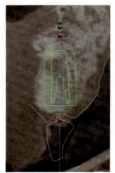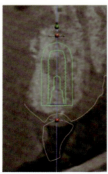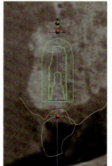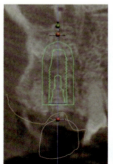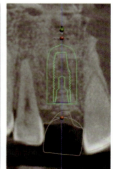

图 47 截面视图上绕种植体旋转检查周边硬组织

（四）手术报告生成

虚拟种植体放置完成并确认后，可生成 PDF 版本手术报告。其内容主要包含种植体的信息，种植体在 MPR 及三维重建视图上的效果图，以及种植体周边骨质情况 **图 48** 。

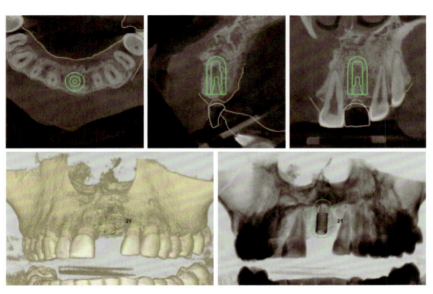

种植体信息		
种植体位置（FDI）	21	
制造商	DENTSPLY Implants	
类型	OsseoSpeed EV 4.2，D4.2 L13.0	
订单号	25235	
长度，mm	13	
直径（?），mm	4.2	
颜色	Yellow	
安全区域，种植体根部安全距离	2.0	
安全区域，种植体安全距离	1.5	

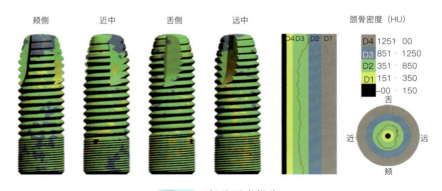

图 48　部分手术报告

通过手术报告可以提供手术规划的种植体型号以及种植体周边骨质情况

小　结

通过 IS 软件进行种植手术规划既方便又便捷，我们仅需要 DICOM 数据就可以实现。而为了实现"以修复为导向的种植手术"，额外添加口扫获取 STL 数据就可以进行规划前的虚拟牙冠设计。通过简单规划可让术者对术区的情况有更深刻的认识，并能有效地进行医患沟通。当然，进一步导板引导下精准植入就需要进行额外的导板设计。

二、导板设计

数字化外科导板可以根据支持方式简单地分为四种类型：牙支持式、软组织支持式、骨支持式及混合支持式。随着 CAD 技术的进步及多种软件的联合使用，为了满足临床的多种需求，还衍生出多功能组合导板，譬如截骨导板等。而在 IS 软件中，我们常用的功能都可以得到实现 **图 49** 。而根据是否在导板引导下完成种植备洞及种植植入，还可以分为先锋钻导板、半程导板和全程导板。

- 先锋钻导板：是指利用导板引导先锋钻扩孔定位，后期自由手逐级备洞并植入种植体。

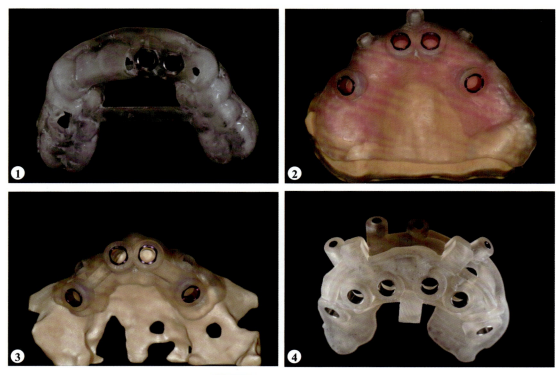

图 49　各种类型的导板

❶ 牙支持式；❷ 软组织支持式；❸ 骨支持式；❹ 组合导板（固位钉支持）

- 半程导板：是指窝洞预备过程在导板引导下完成，植入种植体时去除导板，自由手完成种植体植入。
- 全程导板：是指窝洞预备和种植体植入均在导板引导下完成。

　　下文将承接上一节的演示病例，就单颗前牙的牙支持式全程导板设计进行详尽阐述。在 IS 软件中，与单纯进行种植规划不同，如果还要生成数字化导板就需要在"新建病例"页面上选择相应的操作选项 **图 50**， **图 51** 。其他的流程与种植规划一致，如资料采集、

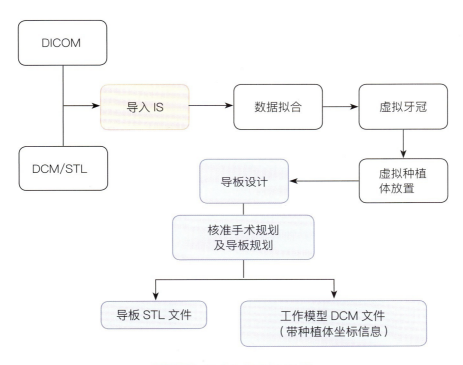

图 50　数字化导板设计流程

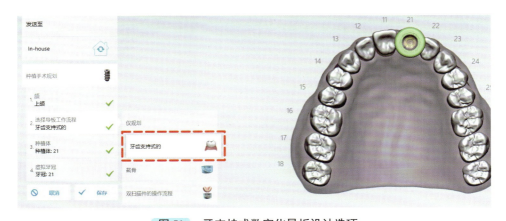

图 51　牙支持式数字化导板设计选项

在新建病例时，选择红色框线所示的"牙齿支持式的"，就可以在种植规划结束后进入导板设计流程

数据导入、虚拟牙冠设计及虚拟种植体放置，因而本文不再赘述，直接进入导板设计的流程和注意事项。

（一）导板设计流程

数字化种植导板的设计是依据之前所规划的种植位点及种植体型号，在表面扫描件上虚拟设计的装置，可以把它想象为一种"临时活动修复体"，在设计的过程中也要考虑该"临时活动修复体"的就位方向、固位力以及稳定性。

1.初始设计界面介绍　进入设计界面后，左侧工具栏依次显示导板设计的流程：创造手术导板、放置观察窗及支撑杆、添加 ID 标签 图52 。此外，软件内整合了多种 CAM 的参数，可以对导板制作的机器和材料进行选择调整 图53 。类似于"活动修复体"，导板的就位方向也可以做个性化的调整设置。

2.创造手术导板　手术导板的创造过程在软件内是"傻瓜式"的，只需要在表面扫描件上围绕虚拟种植体绘制导板的轮廓线（即导板的范围），导板就会自动生成。当然轮廓线的选定要考虑到导板的固位力、稳定性以及患者的舒适度 图54 。

轮廓线绘制完成后，软件经过计算自动生成导板初始外形，拟种植位点会根据所选用的植体和导环生成规则孔洞，而其余部分类似压模保持器一样，完全覆盖绘制范围内的牙体和软组织。此时软件会自动计算并规避过大倒凹，避免影响导板就位 图55 。

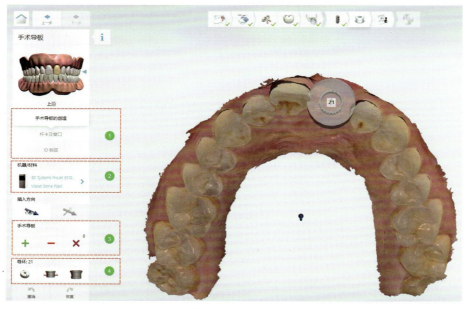

图52　导板设计初始界面

左侧工具栏红色框线内依次为 ❶ 设计流程，❷ 制作机器及材料选择，❸ 添加或删除导板，❹ 导环选择。右侧工具栏主要是一些视图控制工具，可以选择性地改变某个项目（表面扫描件、虚拟修复体、虚拟种植体及导环等）的透明度

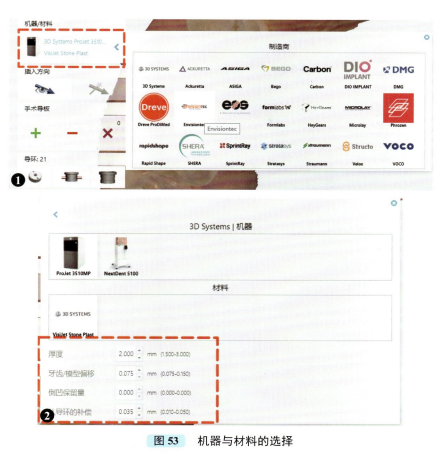

图 53　机器与材料的选择

❶ 有多种内置的 CAM 机器及材料的选择，需要注意的是 ❷ 红色框线可根据临床需要，调整导板的厚度及倒凹保留量等参数

　　这里我们还需要注意一下导环的选择，IS 默认使用原厂配套导环进行设计，因而使用导板引导下种植手术时，就需要使用原厂导板工具盒。我们也可以在设计时对导环进行更换，选用第三方导环，并配套使用第三方的导板工具盒 图 56 。关于导板工具盒在后续内容中会进行详细介绍。

　　3. "观察窗" 与 "支撑杆"　初始导板生成后，完全覆盖所绘制轮廓线的牙列及软组织。如果直接生成导板，在口内就位后不利于检查导板是否精确就位，且导板的厚度根据软件设定是均一的（一般设定为 2～3mm），在某些应力集中的区域，3D 打印的树脂材料强度可能不够，因此软件提供了对初始导板进行修改的功能，可以在初始导板上添加 "支撑杆"来弥补导板强度的不足，以及通过 "观察窗"来确认导板的就位情况。

　　"支撑杆"是指在初始导板外形上添加额外的圆柱形或方柱形结构，其功能类似于活动义齿的横腭杆，起到增加导板强度的作用。它的摆放方式多种多样，可根据需要添加在导板薄弱结构，但要注意过多的添加是否会造成术者操作困难以及患者的不适 图 57 。

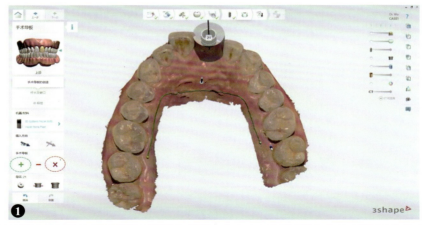

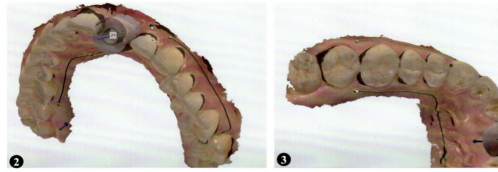

图 54 手术导板的创造

❶ 点击左侧绿色圈线内"+"后，可在扫描件上任意位点单击鼠标左键开始作为"初始点"（黄色球状），移动鼠标时轮廓线条（绿色）自动沿着鼠标移动的方向绘制并依附在扫描件表面，依次单击作为"中途点"（绿色球状），而点击"×"则删除该外形线；❷ 为完成腭侧绘制后于左上后牙殆面转至颊侧绘制；❸ 可见轮廓线接近绘制完成，此时再次点击"初始点"黄色球体可完成绘制。注意图中所有牙颈部的黑色部分即是根据现有导板就位方向检测出的倒凹

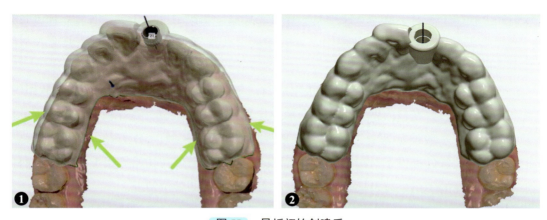

图 55 导板初始创建后

❶ 拖动绿箭所示框线位置可改变导板的外形轮廓，可见 21 位置金属导环虚拟影像；❷ 导板初始创建完成后，完全覆盖轮廓范围的牙列及软组织，仅在拟种植的 21 区域预留出所选导环的规则孔洞

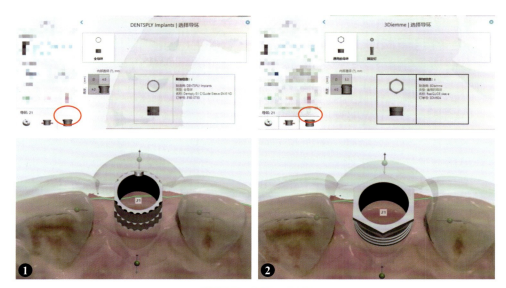

图 56　导环的选择

❶ 为登士柏西诺德 ASTRA EV 原厂导环；❷ 为第三方导环，选择不同的导环会在导板上形成不同形态的孔洞。不同导环的外形、内径及高度有差别

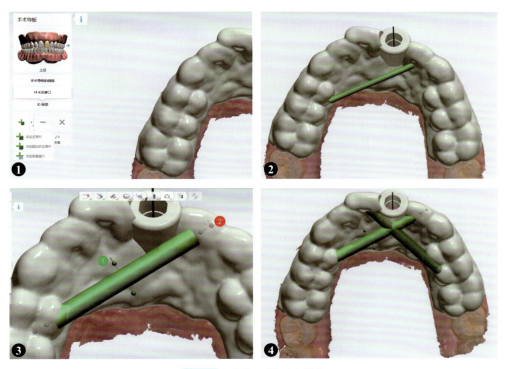

图 57　添加圆柱形支撑杆

❶ 在"杆卡及窗口"界面选择添加圆柱形支撑杆；❷ 在导板表面选择起始点及终末点，会自动添加圆柱形支撑杆；❸ 可鼠标拖动 ❶ 位置的绿色球体调整圆柱形的大小及形状，拖动 ❷ 位置的红色球体可以对支撑杆两端进行旋转；❹ 支撑杆添加完成后的效果

而所谓"观察窗"，就是导板上观察就位情况的窗口。在种植位点的两侧各自添加"观察窗"，有利于检查导板的就位情况，避免因导板就位不精确而导致的植入偏差。原则上牙支持导板的观察窗可以考虑放置在两颗牙齿邻接点的颊𬌗面，且其存在不能影响导板的强度。此外，还可以考虑缺牙区邻牙近导环处放置小的"观察窗"，有利于手术时充分显露术区视野，并给种植手提供充足的操作空间 图58 。

当"支撑杆"和"观察窗"添加完毕后，导板就有了最终形态（ 图58 ❸ ），此时还可以在导板添加"标签"用来标记 图59 。

（二）核准种植规划及导板设计

当种植规划和导板设计完成后，进入"核准"界面并核准规划后，可以显示钻针指南和手术报告 图60 。关于手术报告，我们在前文内容种植规划中已有介绍，而钻针指南是指根据选用的种植体及导环而生成的钻针使用说明 图61 。

关于钻针指南我们要了解几个概念。

- 导环补偿（sleeve offset）：是指导环上缘至种植体上缘的距离，一般情况下，它与种植体的长度一起决定了钻针的长度。
- 最小钻针长度（minimum drill length）：指使用导板引导下种植时，因导环补偿的存在而需要使用较长的钻针，此时能满足植入深度需要的钻针的最小长度。

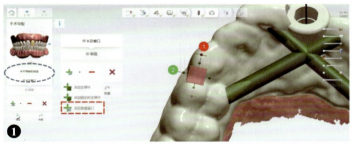

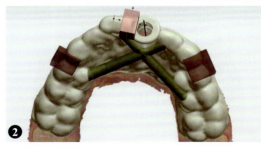

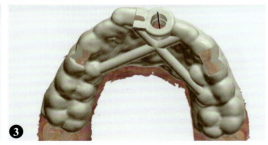

图58　添加观察窗

❶ 点击"杆卡及窗口"，选择红色框线所示"添加查看窗口"，自动生成如图红色立方体。鼠标可拖动该立方体三维移动至所需位点，可用 ❶ 所示红色球体进行旋转，❷ 所示绿色球体进行大小调整；❷ 三个观察窗口放置后；❸ 观察窗及支撑杆添加后的最终导板形态

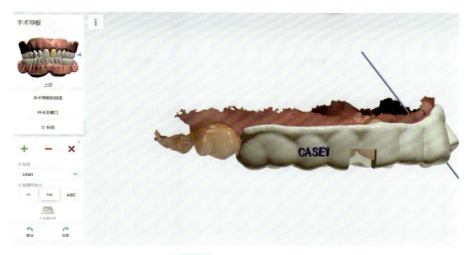

图 59　添加导板标签

点击"ID 标签"，随后点击左侧工具栏"+"并输入标签内容，可根据需要放置在导板的任何位置

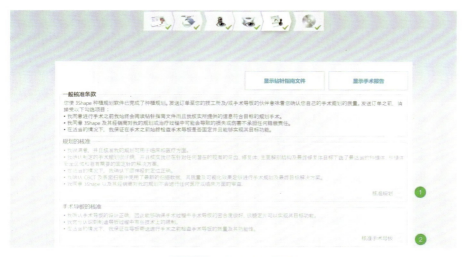

图 60　规划核准界面

依次点击 ❶ 核准规划，❷ 核准手术导板，完成导板设计。可点击显示钻针指南文件查看钻针的信息

（三）导出设计文件

导板设计一经核准就无法再进行修改，核准后并保存，软件可生成一个 CAM 文件夹，内容包括钻针指南及手术报告文档（PDF 文件），导板 STL 文件，以及携带种植体坐标信息的工作模型 DCM 文件 **图 62** 。该 DCM 格式的工作模型因携带种植体三维位置信息，可导入 Dental System 软件用于种植上部结构的设计，笔者常规会用该软件进行种植前临时修复体的设计（后续会结合病例进行阐述）。

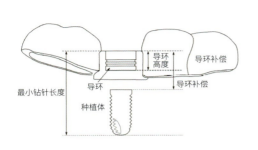

种植体信息	
种植体位置 _(FDI)	21
制造商	DENTSPLY Implants
类型	OsseoSpeed EV 4.2, D4.2 L13.0
订单号	25235
长度，mm	13
直径 (?)，mm	4.2
颜色	Yellow
导环信息	
名称	Dentsply EV C/Guide-Sleeve 4.6 ND
类型	全导环
订单号	3183 0733
补偿 (mm)	12
颜色	Grey
钻针信息	
最小的钻针长度	25

图 61   钻针使用指南

左图为导环与种植体关系的描述。右图可见种植体及钻针具体信息，需要关注导环补偿以及最小钻针长度

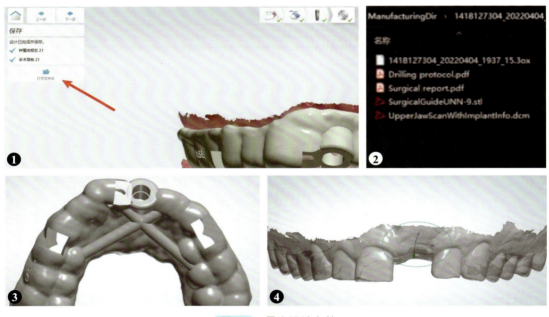

图 62   导出设计文件

❶ 导板设计核准保存后点击文件夹；❷ 文件夹内主要文件；❸ 导板 STL 文件打开后截图；❹ 工作模型（DCM 格式），绿色圈线所示为虚拟种植体在表面扫描件上的三维坐标

到此，我们对数字化种植外科导板的设计流程做了详尽的阐述，但需要注意的是，不同的种植体厂家，其种植体的设计理念不同，全程导板手术工具盒的设计理念更是完全不同。术者进行种植导板设计时就要首先对所选用种植体的工具盒使用方法有详尽的了解，才能结合患者自身情况设计出合适的数字化外科导板。

三、螺丝固位冠

螺丝固位冠（screw-retained restoration）指将树脂或者全瓷牙冠粘接在成品钛基底（Ti-Base）上而制作的螺丝固位修复体，在本书中特指"树脂冠＋钛基底"制作的螺丝固位临时修复体。2014 年 ITI 关于种植前牙美学的共识性文章提到，即刻种植后使用螺丝固位临时修复体是有利于实现前牙种植美学的一种方式。

最初 IS 软件只有种植规划及导板设计功能，如果同时要进行修复设计，则需要将前期的设计数据转入 3Shape 的技工端软件 Dental System®（DS）进行操作。随着软件的更新迭代及种植体数据库的丰富，考虑到椅旁的实际需要，IS 内也添加了螺丝固位冠插件，在导板设计的同时调用此插件，可实现螺丝固位冠临时修复。

在 IS 软件内实现螺丝固位冠修复时，要求该种植体系统的数据库里有与种植体坐标匹配的钛基底数据，整套数据里要包含：种植体、扫描杆、钛基底以及数字化替代体等 图63 。

在数字化种植导板设计结束后，根据所规划的虚拟种植体的三维位点可确定与之匹配的钛基底以及数字化替代体的相应位置，利用钛基底的数据可以设计相应的临时修复体，利用数字化替代体的数据则可以生成预留替代体空间的工作模型 图64 。

现阶段因种植体厂商在数据上的保留，IS 软件内制作螺丝固位冠的钛基底数据库较少，在进行临时冠设计前，应确认能够采购到配套的钛基底。笔者使用较多的方法还是间接法，即将种植导板设计完成后输出的携带种植体坐标系的工作模型 DCM 文件导入 DS 软件内，重新建立螺丝固位冠订单来进行操作。与 IS 相比，DS 内可导入众多第三方提供的

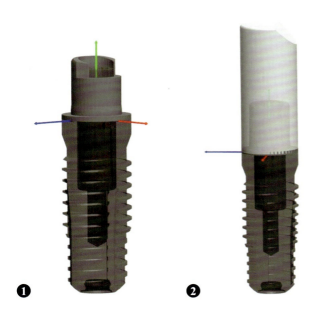

图63　**IS 内的种植体数据库包含修复相关匹配数据**

❶ 种植体与钛基底；❷ 种植体、钛基底以及扫描杆

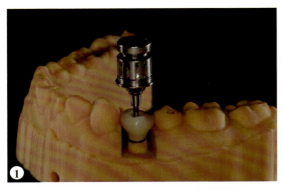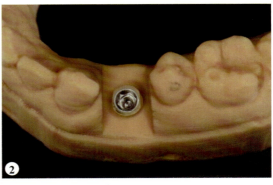

图 64　树脂模型及螺丝固位冠

❶ 可见树脂模型、数字化替代体与螺丝固位冠的关系；❷ 位于树脂模型内的数字化替代体

配套钛基底数据。本文主要介绍直接使用 IS 并同时进行种植规划、导板设计以及螺丝固位冠设计的流程。

　　该流程的前期工作，包括数据采集、数据拟合、虚拟修复体的设计及导板设计过程同前，在此不做赘述，而在新建病例时有些特殊之处，需要在调用 IS 模块选择牙位后，在"单独项目"一栏点击"螺丝固位冠"，并完成所有必选项后保存；再同前文所述一样，选择"种植手术规划 – 牙支持式导板"，完成病例的建立 **图 65** 。新建病例后，软件界面"病例概览"上可见所选牙位及项目，同样也体现在中央虚拟模型上 **图 66** 。此时软件界面上方导航栏界面上可见位于导板设计后方的修复体设计图标 **图 67** 。

　　我们已经设计了虚拟牙冠的外形，并做好了种植规划及导板设计。有了虚拟牙冠的外形，也就意味着显露在口腔内的临床牙冠外形已经确定。此流程我们主要的关注点是如何将虚拟种植体与虚拟牙冠进行良好的过渡衔接，也就是修复体穿龈轮廓的设计。

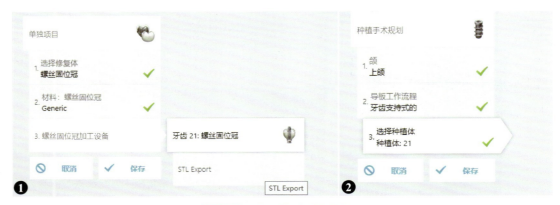

图 65　螺丝固位冠病例建立

❶ 为螺丝固位冠选项；❷ 为种植导板设计选项

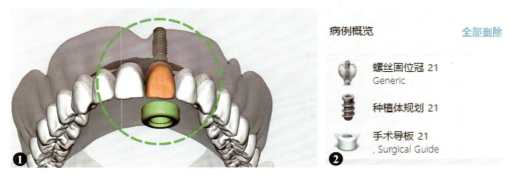

图 66 病例成功建立界面

❶ 虚拟模型上可见 21 牙位上种植体、修复体及导环的虚拟外形；❷ 病例概览

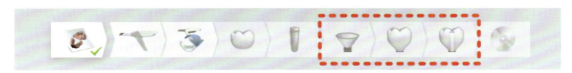

图 67 病例建立后的导航栏

红色框线所见为导板设计完成后修复体的设计流程

（一）穿龈轮廓设计

在确认种植规划和导板设计方案后，自动进入螺丝固位冠设计的流程，包含"穿龈轮廓设计""修复体最终雕刻"及"螺孔参数调节"。在初始界面可进行钛基底的选择及旋转，以及进行穿龈轮廓调整时的视图切换 **图 68** 。

1. **旋转钛基底** 对穿龈轮廓进行调整时，首先要检查是否需要对钛基底进行旋转，因为某些钛基底可能有特殊的抗旋结构或者螺丝通道设计，在进行设计前要先旋转钛基底至理想位置。该钛基底周边共有六个球体组成圆环，代表存在六个不同的转向位点，与植体和基底的抗旋连接相对应 **图 69** 。

2. **调整"轮廓边缘线"及穿龈形态** 临时修复体与最终修复体穿龈轮廓设计有很大不同，因为该设计是在术前进行的，并不存在已经成形的种植体牙龈袖口，设计上具有很大的自由空间。因而在进行边缘线及穿龈形态的调整时，同样要遵守这样的原则，以期通过临时修复体穿龈轮廓的塑造来打造理想的牙龈袖口。

(1) 调整"轮廓边缘线"：该边缘线是修复体穿龈轮廓与前期设计的虚拟牙冠的交界线，也就是修复体的颈缘线。如果在常规种植二期修复口扫取模时，软组织经过愈合基台或临时修复体的塑形，已形成清晰的袖口及明确的边缘线 **图 70** 。而在此时，我们则要考虑以软组织塑形的目的来打造临时修复体穿龈轮廓，"轮廓边缘线"作为穿龈轮廓的"终点"，在一定程度上决定了最终的种植修复的龈缘形态。

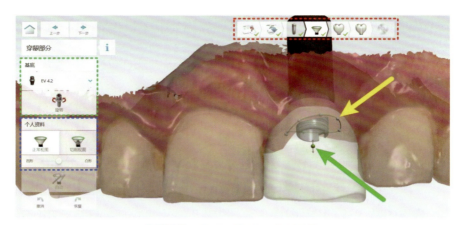

图 68 穿龈轮廓设计初始界面

红色框线处为"导航栏",绿色框线处为钛基底的选择及旋转,蓝色框线处为视图选项,其下方是穿龈形态凸凹调整;在数字化模型上可见自动生成的围绕钛基底的"轮廓边缘线"(黄箭所示,由蓝色球体和绿色线条组成),拖动蓝色球体可三维方向调整边缘线位置;绿箭所示绿色球体可在龈龈向整体移动边缘线

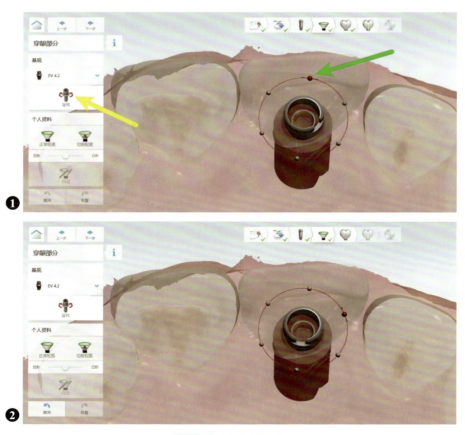

图 69 旋转钛基底

❶点击黄箭所示"旋转"按钮后,拖动绿箭所示红色球体即可旋转钛基底;❷旋转基底完毕

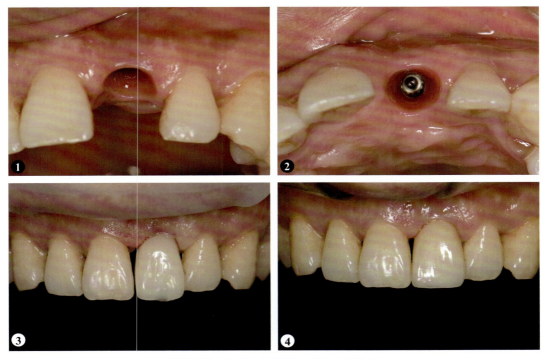

图 70　临时修复体塑形后软组织袖口

❶❷临时修复体拆除后清晰的袖口形态；❸术后即刻临时螺丝固位冠就位后；❹最终修复体戴入后

在软件内，可以很简单地通过拖动边缘线上的"蓝色球体"，在三维方向上对边缘线进行调整 图 71 。

(2) 穿龈形态的塑造：确定了边缘线后，就确定了修复体龈下部分的"起点"及"终点"，其中"起点"是指所选用的钛基底的颈部平台，而"终点"就是"轮廓边缘线"。接下来需要做的是"起点"至"终点"穿龈形态的塑造。切换至"切削视图"，点击钛基底下方蓝箭或者边缘线上的 8 个蓝色球体可以调整观测视图。在此视图上可以对边缘线进行进一步调整，使其与虚拟牙冠的过渡更加平滑，关键是可以调整修复体穿龈部分的形态为"凹形"或"凸形" 图 72 。

笔者常规将颊侧形态设计为浅凹形，避免对颊侧软组织造成过多压迫，而在近远中以及舌侧会设计为直立型或者略凸形，是考虑到临时修复体的强度需要在这些位置得到加强。另外，近远中的凸起会有一定程度的龈乳头塑形作用。

（二）修复体"最终雕刻"

有了前期的虚拟牙冠设计以及穿龈轮廓设计，"最终雕刻"就是将两者结合后，确保平滑过渡，最终进行整体修复体形态修整及确认。这里会使用到软件内的三个工具 图 73 。

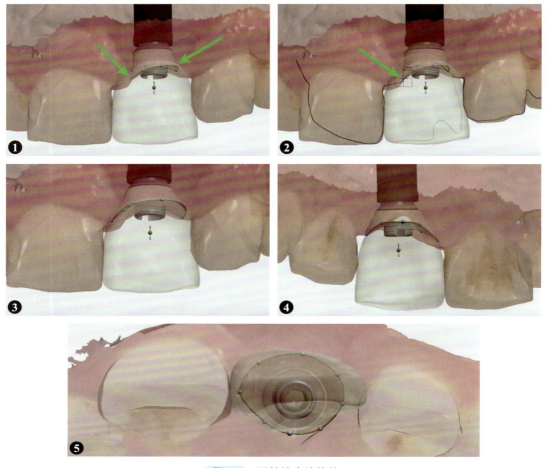

图 71 调整轮廓边缘线

❶ 初始轮廓边缘线位置，拖动绿箭所示蓝色球体可在三维方向移动边缘线；❷ 鼠标悬停在蓝色球体上可见周边软组织边缘线（黑色）；❸ 调整边缘线后颊侧观；❹ 调整边缘线后舌侧观；❺ 𬌗面观，轮廓线类似于圆三角形

- 转换：可移动旋转修复体，并可进行大幅度的局部形态的调整。
- 变形：可进行修复体局部变形操作。
- 蜡刀：同传统的蜡刀操作相似，在修复体局部做加蜡、失蜡或者平滑表面操作。

最终雕刻后，得到一个类似于常规全冠修复体的外形 图74 ，此时可见修复体内部与钛基底相对应的抗旋结构，外表面结构清晰且表面顺滑。注意此时舌侧还未形成螺丝通道。

（三）螺孔生成及参数调节

螺丝固位冠的最后一步就是制作修复体的螺丝通道，在软件内可进行螺孔参数的调节，可以增加螺孔通道的半径及调节黏接剂间隙 图75 。

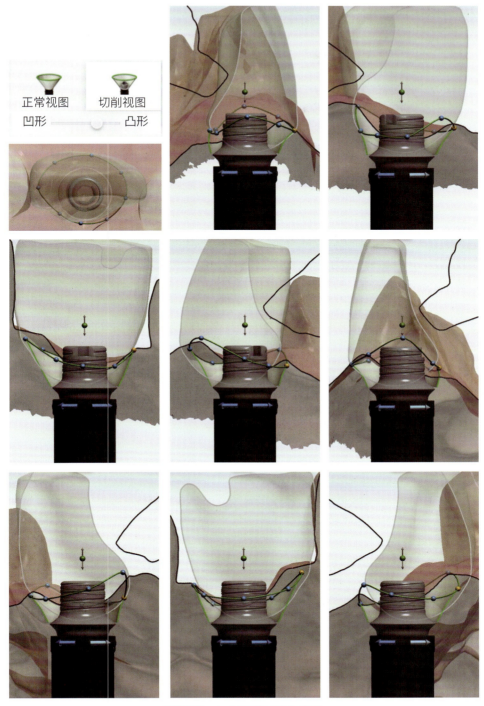

图 72　切削视图下穿龈形态

在进行边缘线调整及穿龈轮廓调整时，可见殆面视图上的 8 个蓝色球体及其环形连线，在切削视图点击
蓝箭可进行一次旋转，或者点击边缘线上蓝色球体可切换相应界面。该激活界面的球体变为黄色，拖动
左上图中"凹形"至"凸形"滑块，可对该界面穿龈形态进行调整

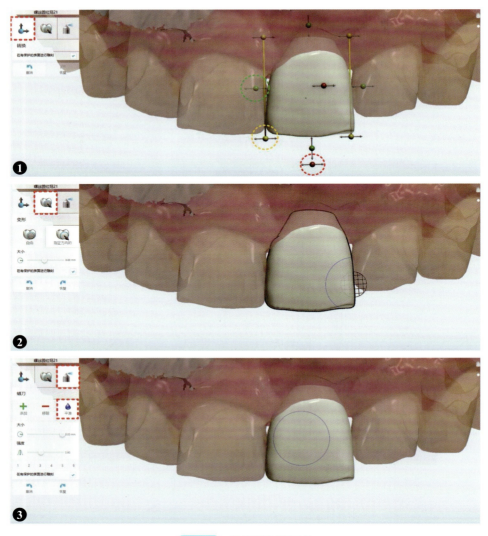

图 73   最终雕刻的工具

❶ 为转换工具，红色球体可用于旋转，绿色球体可用于控制该区域的整体缩放，黄色球体用于局部内收或外展；❷ 为变形工具，鼠标悬停在需要改变的位置，可见黑色轮廓边缘，按住并拖动鼠标左键可进行局部变形；❸ 为蜡刀工具，常规会使用红色框线所示的平滑工具使表面光滑而不改变整体外形

（四）最终结果

螺丝通道添加完成后，我们就完成了所有的设计，保存设计后可以得到：导板 STL 文件、修复体 STL 文件、携带种植体坐标系信息的工作模型 DCM 文件、手术报告以及钻针指南等 图76 。导板及修复体 STL 文件可使用打印或者切削设备进行制作，而工作模型 DCM 文件需要进行模型创建后生成 STL 文件再行打印。

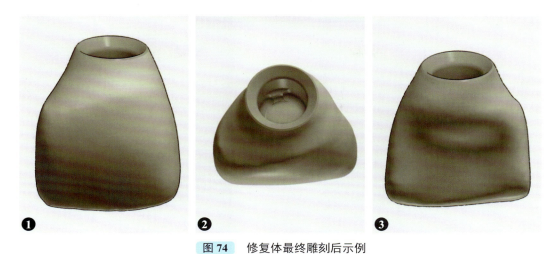

图 74 修复体最终雕刻后示例

❶ 颊侧视图；❷ 修复体内表面见抗旋结构；❸ 舌侧未见螺丝通道

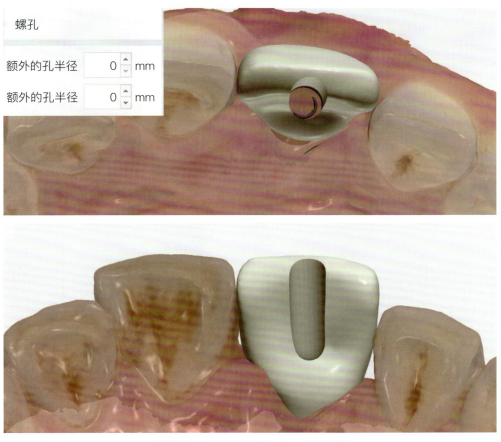

图 75 添加螺孔的殆面及舌侧视图

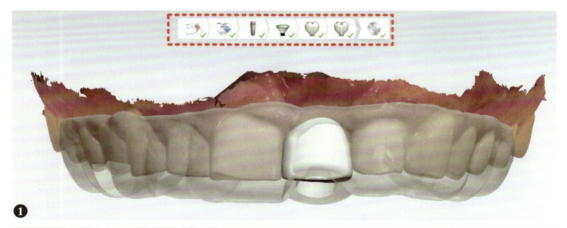

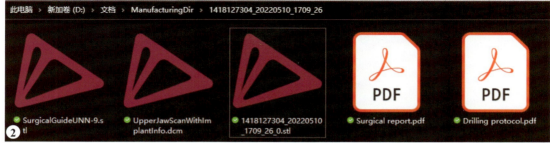

图 76 设计完成后的软件界面及设计结果文件

❶ 可见软件界面上的数字化印模、数字化外科导板及修复体，红色框线所示导航栏内的所用项目都得以完成（可见"√"）；❷ 设计结果文件夹的主要内容

第 5 章　导板外科工具盒

我们知道数字化外科导板加工完成后，设计时所选用的"导环"就决定了所需要的外科工具盒。原厂导环需要配合原厂的工具盒来使用，第三方导环则需要适用第三方工具盒。目前来说，第三方工具盒是利用数据库中某个通用导环制作的配套钻针工具，适用于多款不同的种植体的半程引导，一般缺乏特定种植体的最终成形钻和专用种植体携带器，因而，植入位点精确性需要临床医师控制把握。而原厂配套的全程外科导板工具盒则配套齐全，专门针对自身种植体做了详尽的产品设计，唯一的缺点就是价格昂贵。

一、第三方导板工具盒

以笔者常用的第三方工具盒为例 **图 77**，在 Implant Studio® 软件设计时，选配的导环是 All-Guide 通用导环（内径 4.11mm，高度 3.5mm），所有的配套工具都是依据导环来进行设计。其工具盒面板中心区域包含了 5 种长度和 5 种直径的扩孔钻，左侧区域主要有软组织环切钻、骨平整钻和初始定位钻，右侧区域为固位钉钻针、配套固位钉以及相应工具（Ø 1.5mm）。注意 Ø 2.0mm 的钻针是配合先锋钻导环使用的。

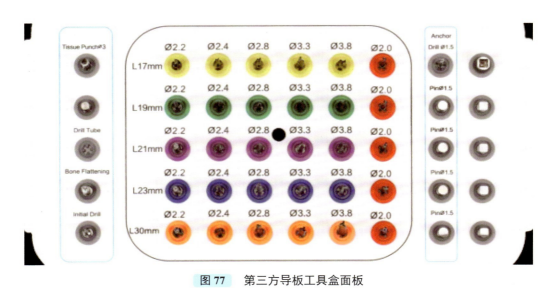

图 77　第三方导板工具盒面板

简洁的三区域划分：左侧为软组织环切、骨面平整及初始定位钻针；中间为扩孔钻，长 17～30mm，直径 2.2～3.8mm；右侧为固位钉工具

每个第三方工具都具备通用的特性，此款工具盒使用流程简便 **图 78**，并有一些独特的优点。

- 不需要额外的手术引导杆或安全套环，钻针颈部与导环相匹配可实现引导。
- 导环、钻针与托盘面板上的孔位均有颜色标记，手术中根据导环的颜色选择相应颜色的钻针。
- 如张口度不够，初期扩孔时可先选用较短的钻针在骨内形成引导，再更换全长钻针进行预备。
- 提供了两种固位钉：插入式固位钉与螺旋式固位钉，能够根据骨质自由选择，确保导板就位后的稳定性。
- 扩孔钻设计为阶梯状，制备的钻孔可为后续的钻针提供引导 **图 79**。

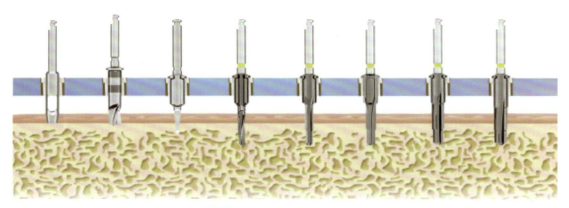

图 78 第三方工具盒用钻指南

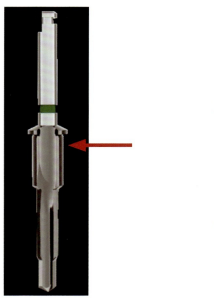

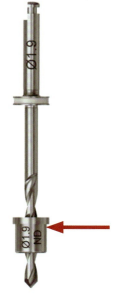

图 79 左侧为第三方工具盒钻针，其颈部可直接与导环相匹配（注意钻针呈阶梯状，尖端与上一钻针形成的钻孔一致，可提供引导）；右图为 **Astra EV** ①号松质骨钻针，需要额外的安全套环与导环匹配

总体来说，第三方工具盒可以提供便捷的半程引导，可以在引导下完成骨内种植体体部的预备，后续可以利用原厂手术工具盒进行颈部预备及攻丝成形，在一定程度上实现了数字化外科导板的功能。

二、Astra EV 全程导板工具盒

Astra EV 系统的全程导板工具盒，涵括了 EV 系统柱形和锥形两种类型种植体的引导植入工具，因而相对于第三方工具盒来说，更为全面和细致。

同样的，工具盒的面板上也进行了区域划分和颜色标记。根据种植体直径的不同，在工具盒面板钻针孔位上进行了颜色标记 图 80 ，同时部分钻针的连接杆上也有颜色标记（Ø 3.6mm 紫色，Ø 4.2mm 黄色，Ø 4.8mm 蓝色）。而根据种植体长度不同（6～15mm），工具盒中间区域的三排带有套环的松质骨钻针（白色标记）进行了长度标识，在孔位旁及钻针连接杆上分别标记为 6～8mm、9～11mm 以及 13～15mm，其对应的钻针实际长度分别为 20mm、23mm 以及 27mm。注意每根钻针对应两种种植体长度，是因为导板设计时软件根据所选种植体的长度自动生成了不同的导环延长量 图 81 ；而工具盒周边区域的软组织环切钻、初始定位钻及皮质骨钻等的长度控制则需要术者依靠钻针上的激光标记深度指示环来判断 图 82 。

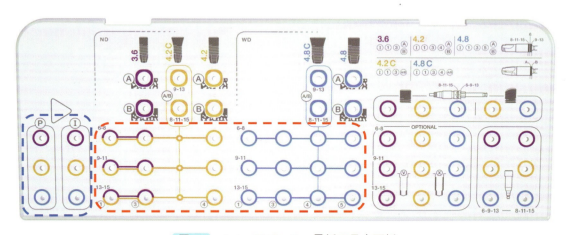

图 80　Astra EV Proline 导板工具盒面板

红色框线内为松质骨预备钻针，左半部分紫色及黄色位点用于 Ø 3.6mm 及 Ø 4.2mm 的种植体（配合 ND 套环），右半部分蓝色位点用于 Ø 4.8mm 的种植体（配合 WD 套环），从上至下三行钻针的长度分别适用于 6～8mm、9～11mm 及 13～15mm 种植体，而从左至右钻针的直径递增，以①③④⑤编号。蓝色框线内 P 列为软组织环切钻，I 列为初始定位钻

需要注意的是，松质骨预备钻针上为白色标记，且钻针上都套有安全套环，在窝洞预备时，该套环需先放入导板导环内引导钻针移动。安全套环有两种不同的直径：ND

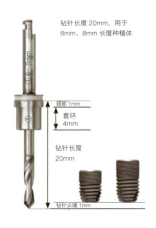
钻针长度 20mm, 用于 6mm、8mm 长度种植体

颈部 1mm
套环 4mm
钻针长度 20mm
钻针尖端 1mm

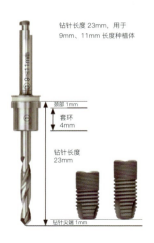
钻针长度 23mm, 用于 9mm、11mm 长度种植体

颈部 1mm
套环 4mm
钻针长度 23mm
钻针尖端 1mm

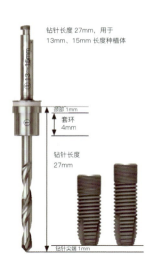
钻针长度 27mm, 用于 13mm、15mm 长度种植体

颈部 1mm
套环 4mm
钻针长度 27mm
钻针尖端 1mm

种植体长度	导环延长量	钻针尖端	套环颈部	钻针长度
6mm	8mm+4mm*	1mm	1mm	20mm
8mm	6mm+4mm*	1mm	1mm	20mm
9mm	8mm+4mm*	1mm	1mm	23mm
11mm	6mm+4mm*	1mm	1mm	23mm
13mm	8mm+4mm*	1mm	1mm	27mm
15mm	6mm+4mm*	1mm	1mm	27mm

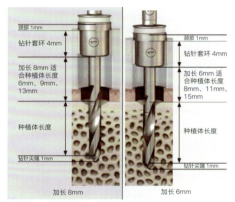
颈部 1mm
钻针套环 4mm
加长 8mm 适合种植体长度 6mm、9mm、13mm
种植体长度
钻针尖端 1mm
加长 8mm

颈部 1mm
钻针套环 4mm
加长 6mm 适合种植体长度 8mm、11mm、15mm
种植体长度
钻针尖端 1mm
加长 6mm

图81 松质骨钻针①号的长度及对应种植体长度（示意图由登士柏西诺德提供）

工具盒内每行松质骨钻各对应两种不同长度的种植体，是通过导板设计时自动生成的导环延长量实现。可见钻针上的白色激光标记以及标号为①的安全套环。*4mm 为导环高度

（narrow diameter）和 WD（wide diameter），ND 套环适用于 Ø 3.6mm 及 Ø 4.2mm，WD 套环适用于 Ø 4.8mm。

前面我们提到了该工具盒通过颜色进行了区域划分。在使用该工具盒时，根据所选种植体的形态（柱形或锥形）、直径（3.6mm、4.2mm 或 4.8mm）以及长度（6～15mm），决定选用哪个区域的钻针，再从左至右、从下至上选取钻针（上部多为皮质骨钻）。以 4.2mm×13mm 柱形种植体为例，在面板上进行钻针选择时，必选项为初始定位钻（标记为 I），13～15mm 松质骨钻①号及③号；可选项为软组织环切钻（钻针上及工具盒上标记为 P），松质骨钻④号，皮质骨成形钻 A 或 B，以及用于额外种植体体部预备的 X 钻针和 Y 钻针 图79 。

根据笔者的经验，可以在术前挑选出将要使用的钻针，并按照使用顺序放置在专用小

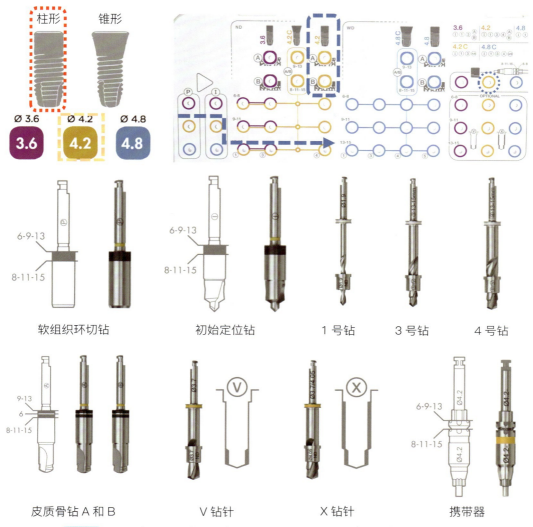

图 82　工具盒面板及钻针指南（Ø 4.2mm×13mm）（图片由登士柏西诺德提供）

松质骨钻针①③④号及 V/X 钻针，配有安全套环，具有止停作用。而其余钻针上由激光标志线来判断深度，种植体携带器上有两个沟槽可作为深度标记

工具盒进行消毒，可避免手术当中再进行挑选。

三、柯威尔全程导板工具盒

作为韩系种植系统，柯威尔种植系统的全程导板工具盒的工具面板上同样进行了区域划分，对钻针孔位进行了颜色标识（橙色为 Ø 3.5mm，绿色为 Ø 4.0mm，蓝色为 Ø 4.5mm，紫色为 Ø 5.0mm），此外，钻针本身也有颜色标识 **图 83**。柯威尔该工具盒的特点如下。

- 不需要钻针安全套环，钻针上方的圆柱形区域与导环相匹配。

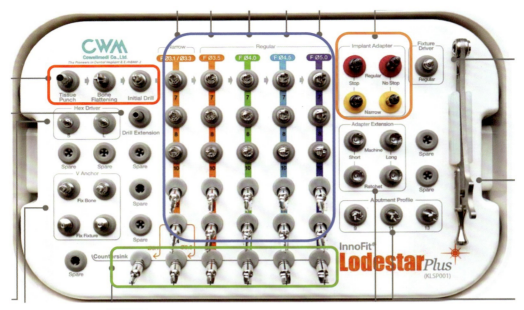

图 83 柯威尔全程导板工具盒（图片由柯威尔公司提供）

同样由左至右选择钻针，红色框线内依次为软组织环切钻、骨平整钻及初始定位钻；蓝色框线内为多种直径的定长扩孔钻；绿色框线内为颈部成形钻；橙色框线内是种植体携带器

- 提供了更多的固定长度钻针，有 7mm、8mm、10mm、12mm 及 14mm。这里标识的固定长度并不是钻针的实际长度，是指当导环延长量为 9mm 时钻针的预备深度。
- 使用该植体原厂配套导环进行设计时，导环的延长量可手动增加，初始值为 9mm，可调整为 11mm 或者 13mm，这时选择钻针时要注意加上额外的延长量。
- 特殊的基台轮廓成形钻（abutment profile）用于平整种植体上方的骨面，为基台就位提供空间。

以 Ø5.0mm×10mm 的种植体不翻瓣植入为例，其钻针使用流程为：软组织环切钻、骨平整钻、初始定位钻、Ø3.3mm×10mm 扩孔钻、Ø3.5mm×10mm 扩孔钻、Ø4.0mm×10mm 扩孔钻、Ø4.5mm×10mm 扩孔钻、Ø5.0mm×10mm 扩孔钻及相应的颈部成形钻，必要时还可以使用基台轮廓成形钻 **图 84** 。

小　结

相比于第三方工具盒，原厂工具盒提供了针对其种植体专用的详尽的植入解决方案，在导板引导下完成种植体植入可精确控制种植体三维位点，甚至内部接口方向，因而是进行导板引导下种植更佳的选择。但不同厂家的设计理念迥然，使用前一定要对种植体及工具盒的特性有充分的了解，才能做到精准植入。

无论使用哪种导板工具盒，在手术前必须熟悉该工具盒及用钻指南（导板设计时生成 PDF 文件），在设计导板时要关注导环延长量是否可调，一旦手动调整导环的延长量后，必须确认相应钻针的变化。在有条件的情况下，可以先使用 3D 打印模型进行导板引导下植入，熟悉整个手术用钻流程，才能更好地利用数字化外科导板进行实际的种植体植入；必要时还可以佩戴导板进行 CBCT 拍摄，确定导环与颌骨间的关系是否与设计一致 图 85 。

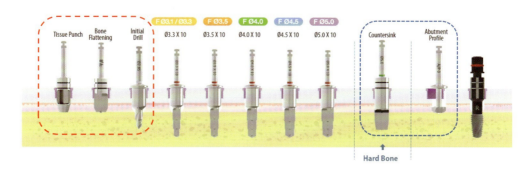

图 84　长度为 **10mm** 的柯威尔种植体用钻指南（图片由柯威尔公司提供）

红色框线内为软组织环切钻、骨平整钻及初始定位钻；蓝色框线内为颈部成形钻及基台轮廓成形钻（此时导环延长量默认为 9mm）

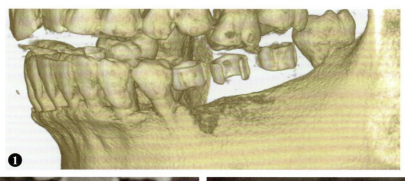

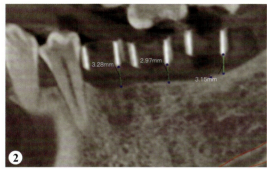

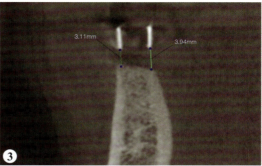

图 85　戴入导板后 CBCT 验证

❶ 三维重建影像上导环影像清晰可见；❷ ❸ 冠状面及矢状面检查导板与牙槽嵴顶的关系

第6章 数字化外科导板的临床应用

在前面的章节里我们详细讲述了数字化外科导板设计的流程，并介绍了三种导板工具盒的使用。本章将结合临床实际病例，利用打印模型演示导板引导下种植体植入，并结合模型操作，介绍不同种植体系统的导板工具盒使用流程及注意事项。

一、美学区单颗延期种植

当我们遇到美学区单颗延期种植病例时，数字化手段就能发挥极大作用。采集数据后，通过数字化手段可以进行完善的术前规划设计，并进行良好的医患沟通，让患者对整个治疗过程有一个直观的了解。重要的是，我们可以通过虚拟修复体的设计告知患者可能存在的美学风险，通过虚拟种植体的摆放让患者认识到骨量不足导致骨增量及软组织增量的可能性。

（一）模型演示

1. 导板设计 已在前面内容中详细描述。

2. 切开翻瓣 根据术前规划，角化龈充足且龈乳头无明显退缩的情况下，可选择不翻瓣或者仅在种植位点偏腭侧行"半圆形"切口，全层翻开黏骨膜瓣，去除组织瓣上方角化黏膜后，保留下方结缔组织，并将其折返至种植窝洞颊侧软组织隧道内 **图86** 。

3. 试戴导板 延期种植的导板试戴一般是在术前进行的。但如果在进行导板设计时，采取了"虚拟拔牙"来改变了软组织轮廓，则可能会造成导板无法直接就位，需要切开翻瓣后再行试戴导板。本病例进行了"虚拟拔牙"，因而局部翻瓣后再试戴导板，通过观察窗确认导板是否完全就位。如无法就位，大多是种植位点周围的软组织或者骨组织有阻挡，可去除阻挡后再次尝试。

4. 导板引导下窝洞预备 根据 CBCT 及手术报告，该种植位点主要是Ⅲ~Ⅳ类骨，而我们植入的种植体规格为 Ø 4.2mm×13mm。依照厂家的植入建议，种植窝洞预备过程如下：不翻瓣手术时首先用 Ø 4.2mm 黄标的软组织环切钻（punch drill）进行软组织环切，钻至钻针的激光标记点与导环上缘平齐，环切后使用锋利挖匙去除软组织，显露骨面。随后使用黄标的初始定位钻（initial drill）进行骨面定点，同样将钻针上端的激光标记点与导环上缘平齐，骨面定点后获得约 2mm 的预备深度，为下一个钻针的阶梯预备提

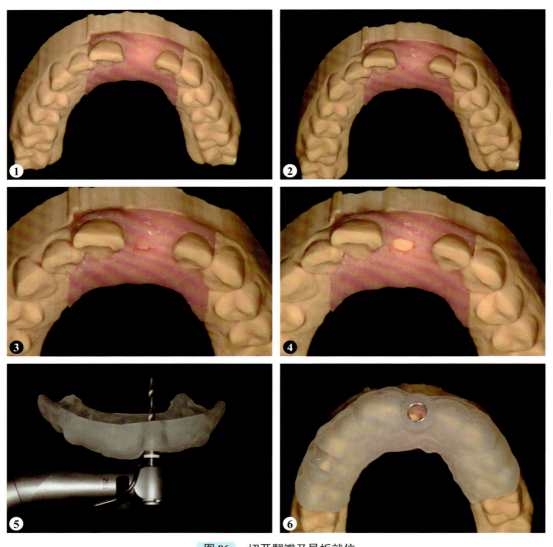

图 86 切开翻瓣及导板就位

❶ 初始模型；❷ 偏腭侧半圆形切口；❸ 保留半圆形瓣结缔组织；❹ 将结缔组织折返于唇侧隧道内；
❺ 测试钻针与导环的贴合情况；❻ 检查导板就位情况

供了方向引导，同时也可以在不摘下导板的情况下去除环切的软组织。接下来，依次选择带有止动套环的 1 号钻针 EV-GS Ø 1.9mm、3 号钻针 EV-GS Ø 2.5/3.1mm 及 4 号钻针 EV-GS Ø 3.1/3.7mm 进行种植窝洞全长预备，为了实现种植体良好的初期稳定性，在上颌前牙区骨质较疏松的情况下，一般不再使用皮质骨钻。需要特别注意的是备洞过程中对于转速的控制以及生理盐水的充分冲洗，避免骨灼伤引起骨组织坏死。笔者常规在备洞的过程中采取低转速无喷水的措施，在更换钻针的间隙再使用冷却生理盐水进行充分冲洗。

5. 种植体植入　种植窝洞预备完成后，可取下导板探查种植窝洞的深度及窝洞周边骨组织完整性，并对窝洞进行充分生理盐水冲洗，避免窝洞内存在异物或残留骨屑。此外，还要对导板进行清洁，检查导板的完整性及导环是否破损。重新将导板口内就位后，使用种植体机用携带器 EV-GS 取出种植体 Ø 4.2mm × 13mm，并在导环引导下将种植体植入。当携带器的上部沟槽与导环上缘平齐后，种植体已植入预备深度，此时还要注意，如果进行了术前预制抗旋螺丝固位冠，种植体携带器上的定点沟槽要与导板上的定位标记一致，这样才能确保抗旋螺丝固位冠的精确就位（ **图 87** ❷ 红圈所示）。

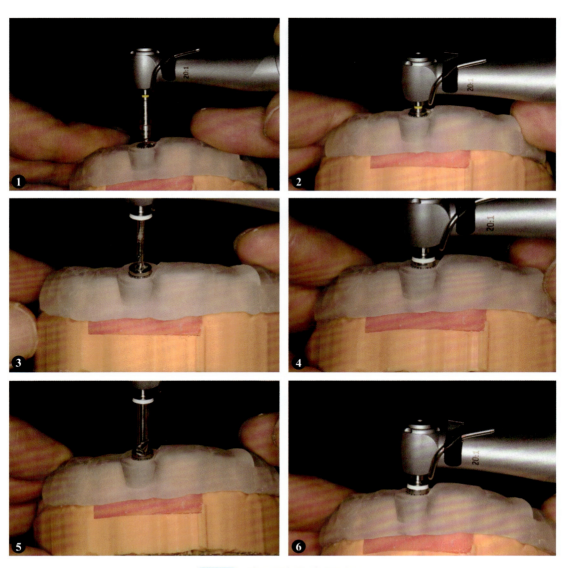

图 87　窝洞预备及种植体植入

❶❷初始定位钻预备；❸❹1 号扩孔钻预备；❺❻2 号扩孔钻预备

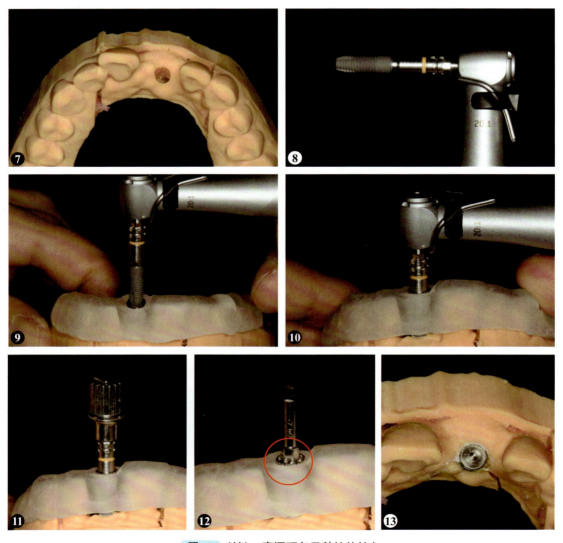

图 87（续） 窝洞预备及种植体植入

❼ 预备后殆面观；❽ 机用携带器取出种植体；❾ ❿ 机用携带器种植体植入；⓫ ⓬ 更换扭力扳手手动植入至最终位点；⓭ 植入完成后殆面观

（二）临床病例

6 个月前患者于我院拔除无法保留的左上中切牙及其根方埋伏牙并行引导骨再生（guided bone regeneration，GBR），在此期间曾行弹性义齿过渡修复（ 图88 ～ 图90 ），但患者并未认真佩戴。现要求种植治疗，具有较高的美观要求。

中位笑线，深覆殆，21 缺牙区近远中缺隙较宽，唇侧牙槽嵴顶少许凹陷，附着龈量充足，中厚龈生物型。11 切端磨耗严重，近中邻面呈平面状，缺乏外形高点。术前 CBCT 检查发现缺牙区骨量可，偏腭侧植入时骨量充足。

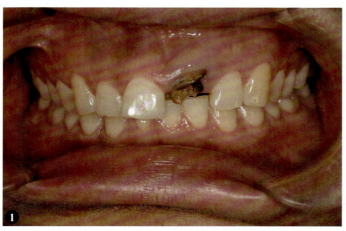
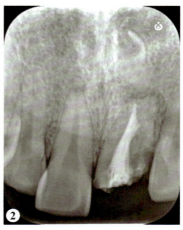

图 88　拔牙前口内照及根尖片

❶ 口内照见 21 残根，根面龋损，龈缘退缩；❷ 根尖片见 21 牙根粗大，根管内阻射影，根尖周大范围阴影，根尖下方见阻生齿影像

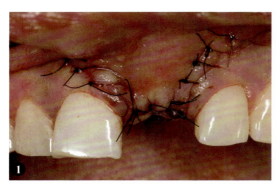
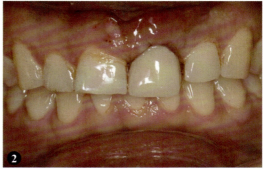

图 89　拔牙后当天及拆线后佩戴过渡义齿

❶ 拔牙及 GBR 缝合后，梯形切口保留两侧龈乳头；❷ 10 天后复查拆线，试戴过渡义齿

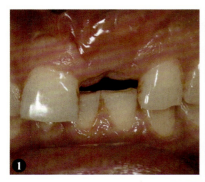
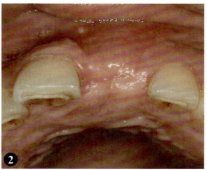
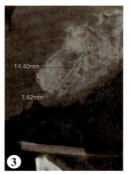

图 90　拔牙后 6 个月口内照及 CBCT

❶ 唇侧缺牙间隙龈乳头未见明显退缩；❷ 缺牙区唇侧牙槽嵴顶少许水平向凹陷；❸ 缺牙位点唇舌向厚度充足，牙槽嵴顶最窄处宽度约 7.42mm

根据以上检查情况与患者沟通，告知 21 缺牙间隙过大，如单纯进行 21 种植修复，后续修复体会在近中位置留下少量间隙，患者表示天生中切牙之间就存在缝隙，可以接受。在与患者讨论了美学区种植风险及治疗程序后，患者知情并同意以下治疗计划。

- 数字化外科导板引导下种植体植入。
- 制作螺丝固位临时修复体进行软组织成形，以期获得良好的穿龈轮廓和龈乳头外形。
- 微创手术，必要时需翻瓣 GBR 及软组织移植。

在此案例中，种植数字化的理念贯穿了整个诊疗过程，使用了 Nobel Active RP Ø 4.3mm × 13mm 种植体，治疗时间节点如下 图 91 。

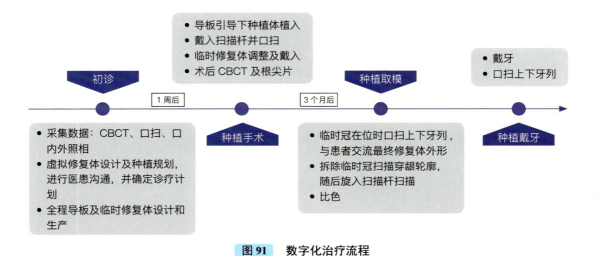

图 91　数字化治疗流程

术前准备好数字化外科导板以及螺丝固位冠后，开始进行手术。为了保留附着龈，本病例未使用软组织环切钻，于种植位点偏腭侧做半圆形切口并翻开黏膜瓣后，去除上皮保留结缔组织并转瓣至唇侧软组织隧道，试戴导板并通过观察窗确定导板完全就位，确认导板稳定且无翘动。先使用 Ø 2.0mm 钻针在同直径的手术引导杆引导下以 100RPM 转速进行窝洞初始预备，预备过程中不喷水，取出钻针后再使用冷却生理盐水充分冲洗，再使用 Ø 2.8mm 钻针进行预备，再次冲洗，因术者在预备过程中感觉骨质较疏松，遂不再进行后续预备，使用机用种植体携带器将种植体在导板引导下植入种植位点，并利用扭力扳手完成最终的植入，确定最终扭力为 65Ncm，先手动旋入 Ø 5mm × 5mm 愈合基台，起到压迫止血作用。约 5 分钟后取下愈合基台并旋入扫描杆并进行口扫，扫描完毕后试戴预制螺丝固位冠，使用流体树脂调整穿龈轮廓、邻接及咬合，以 25Ncm 旋紧螺丝固位冠并封闭螺丝孔 图 92 。术后 10 天复查，见临时义齿少许色素沉着，颊侧牙龈略红肿。1 个月后复查，牙龈恢复正常色泽，且龈乳头无退缩 图 93 。

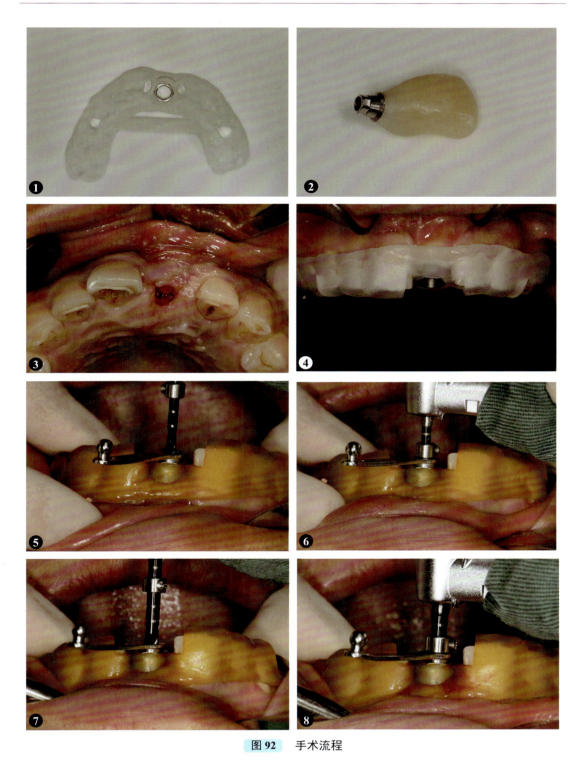

图 92　手术流程

❶❷ 为术前准备的导板及螺丝固位冠；❸ 种植位点偏腭侧半圆形切口，翻瓣并去除角化黏膜后，将结缔组织推向唇侧；❹ 为试戴导板，透过观察窗口可见导板精确就位；❺ ～ ❽ 为 2.0mm 扩孔钻以及2.8mm 扩孔钻在各自手术引导杆的引导下进行窝洞预备至预定深度

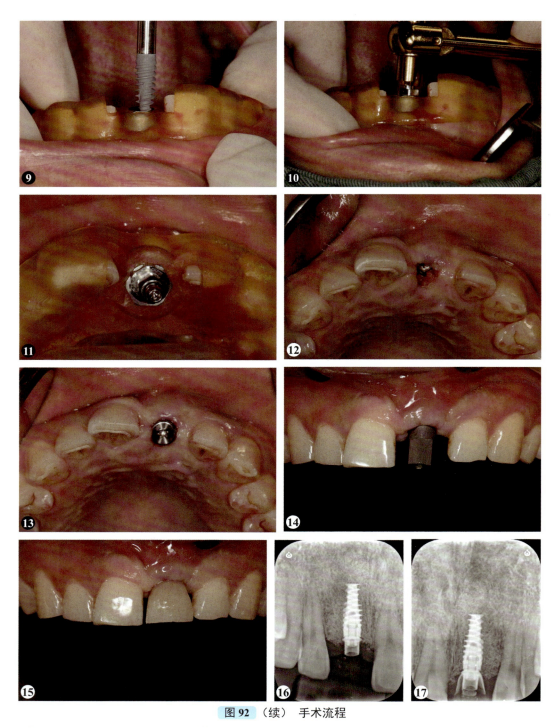

图 92 （续） 手术流程

❾ 机用携带器进行种植体植入；❿ 扭力扳手手动调节最终深度，使种植体内接口与术前设计一致；
⓫ 种植体完全植入，六边形携带器的一个角朝向唇侧（与设计一致）；⓬ 可见种植体微创植入，创口
几乎无血液渗出；⓭ 放置愈合基台；⓮ 放置扫描杆并口扫；⓯ 临时牙试戴调整后，25Ncm 旋紧中央
螺丝；⓰ 为螺丝固位冠直接戴入时的根尖片（树脂牙冠不显影）；⓱ 为复合树脂调整树脂冠穿龈轮廓
后戴入时的根尖片，可见穿龈轮廓及封洞树脂的阻射影

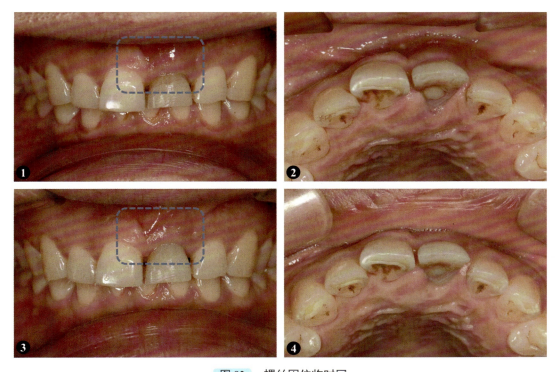

图 93　螺丝固位临时冠

❶❷ 为术后 10 天复查时正面口内照及𬌗面照，可见软组织恢复良好，唇侧牙龈略红肿；❸❹ 为术后 1 个月口内照，牙龈红肿消退，软组织状况良好

3 个月后准备进行种植取模，我们再次采取口扫获取数字化印模，拆除临时修复体后，见穿龈袖口色形质良好，在临时牙冠的作用下，在种植体龈方形成稳定的穿龈轮廓。拆除临时修复体后，立刻进行穿龈轮廓局部扫描、上下牙列及咬合扫描，扫描完成后手动旋紧扫描杆，再次进行局部口扫获取扫描杆位置 图 94 。因种植体位点良好，最终修复体采用螺丝固位全瓷冠，35Ncm 旋紧中央螺丝并树脂封洞，最终修复达到良好的美观效果 图 95 ， 图 96 。

小　结

此病例前期的翻瓣拔牙及 GBR 给患者带来较大的创伤，而在种植阶段通过数字化的手段，导板引导下进行微创种植及即刻修复，极大地减轻了患者的心理负担。在治疗过程中，口扫及 Implant Studio® 规划软件起了极大的作用，实现了从实际口内状况到虚拟种植修复设计，再从虚拟修复设计到现实最终修复的过程。而最终修复时，再次利用口扫进行数字化印模，获取由临时修复体引导形成的穿龈轮廓，精确实现了数字化种植修复的"所见即所得"。

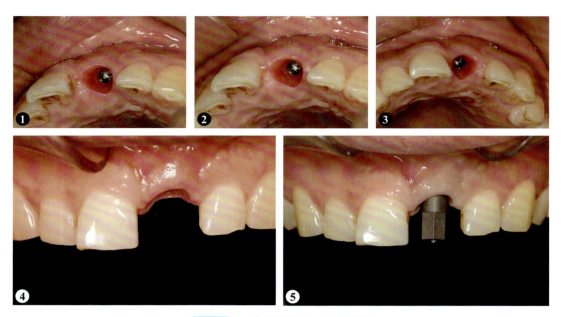

图 94　**3 个月后复查，口扫取模**

❶～❹ 可见临时义齿引导形成良好的穿龈袖口；❷ 可见类似圆三角形的龈缘外形，应与术前虚拟修复体设计的"边缘线"相一致；❹ 近远中龈乳头维持良好，唇侧龈缘曲线与邻牙对侧牙一致；❺ 连接扫描杆进行口扫

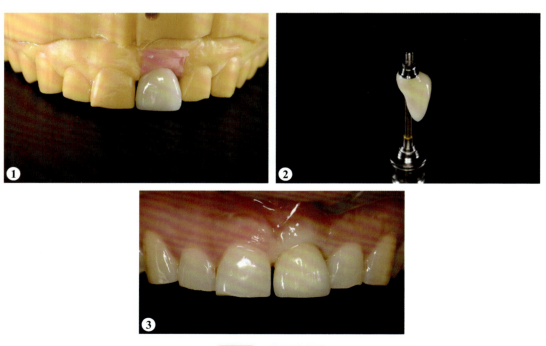

图 95　**最终修复体**

❶ 可见最终修复体完美复制了临时牙冠的穿龈轮廓；❷ 螺丝通道从舌侧穿出，实现了最终修复体螺丝固位；❸ 戴牙后口内照

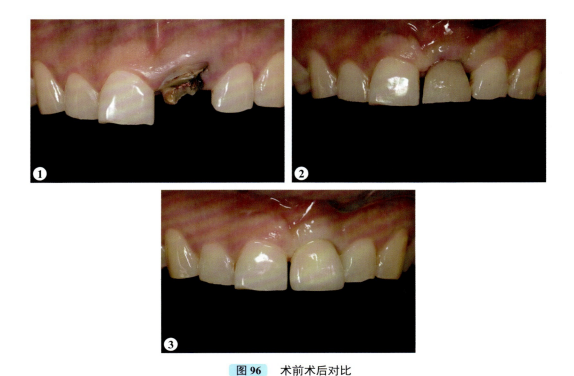

图 96 术前术后对比

❶ 拔牙前唇侧龈缘明显退缩；❷ 临时修复体龈缘与对侧牙一致；❸ 最终修复体完美复制了临时修复体的穿龈轮廓

二、美学区单颗即刻种植

在美学区，因患牙无法保留需要拔除时，即刻种植是医师必须考虑的治疗方案之一。即刻种植需要满足一定的条件：拔牙窝骨壁完整、唇侧骨壁厚度至少 1mm、厚龈生物型、位点无急性炎症，以及拔牙窝根方及腭侧骨壁有足够的骨量保证植体的初期稳定性。在不满足即刻种植条件的情况下，可选择早期种植或者延期种植。

按照常规，对于种植位点的术前评估是在 CBCT 数据上进行的，在前牙区如拍摄时没有使用棉卷隔离唇部软组织，则很难分辨唇侧骨板的情况，而当我们结合了数字化印模，利用数字化印模表面扫描件与 CBCT 三维重建影像的重叠，这个问题就很好解决。此外，还可以利用种植规划软件完善术前评估及治疗计划，并可以设计制作数字化外科导板及螺丝固位临时修复体来辅助即刻种植的顺利完成。

（一）模型演示

模型演示采用的 Astra EV Ø 4.2mm×13mm 种植体，并使用原厂全程导板工具盒。

1. **导板设计** 流程同前，设计时注意遵循 3A-2B 原则，植体偏腭侧植入，确保螺丝孔从舌侧或切缘穿出，同时根据种植三维位点设计螺丝固位冠，这里特别要注意植体的内连接特征以及钛基底的抗旋特性 图97 。

2. **微创拔牙** 在拔牙位点，使用 15c 刀片平行于牙长轴做龈沟内切口，切断牙周附着做牙龈分离，并使用微创拔牙器械进行拔牙，随后使用挖匙清除拔牙窝内残留牙根碎屑及肉芽组织，最后还可以使用牙周探针进行拔牙窝探查，确认唇侧骨板的完整性 图98 。

3. **试戴导板** 即刻种植的导板试戴是在拔牙后进行的，通过观察窗确认导板是否完全就位。

4. **导板引导下窝洞预备** 植入的种植体规格为 Ø 4.2mm × 13mm。依照厂家的植入建议，种植窝洞预备过程如下：如使用黄标的初始定位钻（initial drill）可能无法实现骨面定点，因为将该钻针上端的激光标记点与导环上缘平齐，此时可能无法接触到拔牙窝的腭侧骨面。因而此时的骨面定点就需要选择带有止动套环的 1 号钻针 EV-GS Ø 1.9mm，随后再使用 3 号钻针 EV-GS Ø 2.5/3.1mm 及 4 号钻针 EV-GS Ø 3.1/3.7mm 进行种植窝洞全长预备，在前牙区即刻种植时一般不再使用皮质骨钻，在根尖或腭侧骨质特别坚硬的情况下可选用黄标的 V 钻针进行根尖部预备。同样要注意备洞过程中对于转速的控制以及生理盐水的充分冲洗，避免骨灼伤引起骨组织坏死。笔者常规在备洞的过程中采取低转速无喷水（50~200RPM）的措施，在更换钻针的间隙，再使用冷却生理盐水进行充分冲洗。

5. **种植体植入** 种植窝洞预备完成后，种植体植入过程同前。要注意探查种植窝洞的深度及窝洞周边骨组织完整性，并进行充分的生理盐水冲洗，避免窝洞内存在异物或残留骨屑，此外还要对导板进行清洁，检查导板的完整性及导环是否破损。重新将导板口内就位后，使用种植体机用携带器 EV-GS 取出种植体 Ø 4.2mm × 13mm，并在导环引导下将种植体植入，最终植入扭力应小于 45Ncm。

6. **跳跃间隙的处理** 跳跃间隙是指即刻种植时种植体偏腭侧植入后，种植体与唇侧骨壁之间存在的间隙。关于跳跃间隙是否放置骨替代材料目前尚有争议，最近的 Meta 分析认为，跳跃间隙放置骨替代材料可能有利于水平骨量的保存以及唇侧软组织边缘的稳定性。

（二）临床病例

患者因上前牙烤瓷联冠反复脱落前来就诊，此前，外院医师已建议患者进行种植修复。初次到我院就诊时，刚于外院粘接脱落的牙冠。患者为低位笑线，深覆𬌗，11、21 金属烤瓷联冠，烤瓷冠外形不对称，切缘部分破损，腭侧金属面磨耗严重，牙龈红肿，

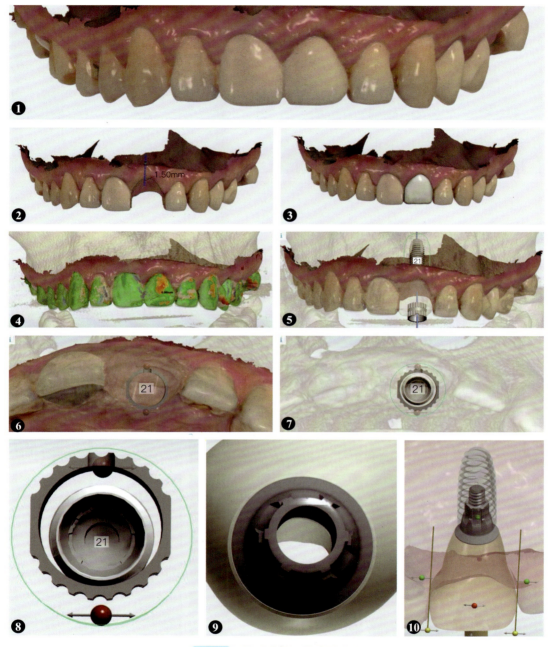

图 97　导板及螺丝固位冠设计

❶ 初诊口扫；❷ 虚拟拔除 21，并调整拔牙窝深度；❸ 复制对侧牙外形制作虚拟修复体；❹ 口扫及 CBCT 三维重建影像拟合，黄色及红色表示两者偏差较大（因烤瓷冠造成的金属伪影）；❺ 设计种植体三维位点并选择导环；❻ 𬌗面导环周边红色球体可旋转导环；❼ 去除表面扫描件后，于三维重建影像上可见种植体的内接口与导环的对应关系；❽ 放大后可见导环上的指示点与 EV 植体"梅花形"内接口的对应关系；❾ 为钛基底接口部分；❿ 两者的对应关系

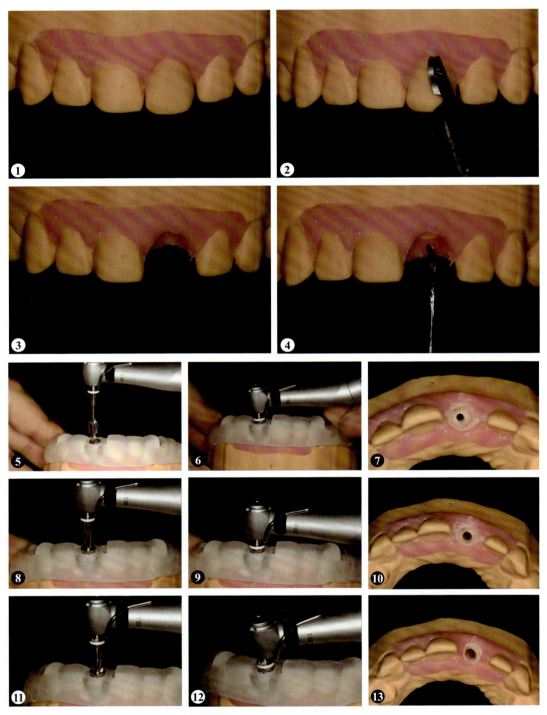

图 98 窝洞预备及种植体植入

❶ 术前模型；❷ 使用 15c 手术刀片行龈沟内切口；❸❹ 微创拔牙后，使用锋利挖匙进行窝洞搔刮；
❺～❼ 使用 1 号钻针全长预备；❽～❿ 使用 3 号钻针全长预备；⓫～⓭ 使用 4 号钻针全长预备

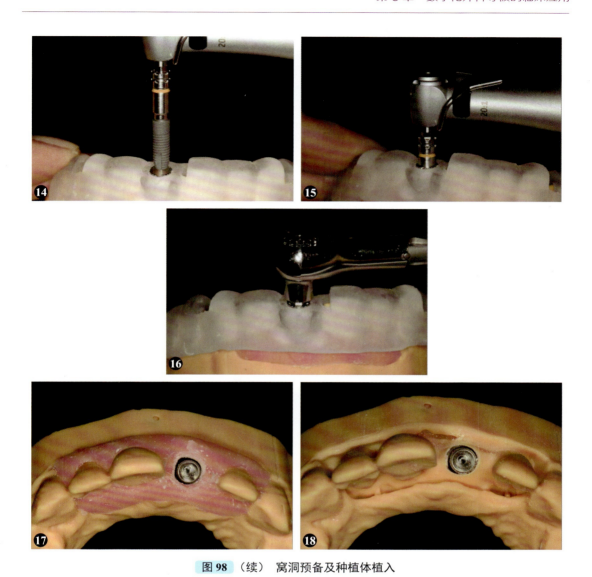

图98（续） 窝洞预备及种植体植入

⓮～⓰ 使用机用携带器及扭力扳手完成种植体植入；⓱ 植入完成后𬌗面观；⓲ 去除软组织后𬌗面观，跳跃间隙可使用骨替代材料充填

12、22舌侧同样可见磨耗严重。常规获取CBCT及口扫数据，并使用Implant Studio®进行种植规划及导板设计。CBCT示：11、21未见根尖周异常影像，21根管内见阻射影，唇侧骨板厚度不足1mm。而CBCT矢状面上来看，21的牙根与牙槽骨的关系为Ⅰ类关系 **图99**。因唇侧骨板厚度不足，且21根尖未见阴影，为了避免拔牙引起的唇侧骨板的破损，以及可能引起的唇侧骨板的吸收，我们考虑采用部分根拔除后即刻种植，即根盾技术（socket shield technique）。

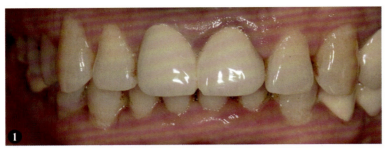

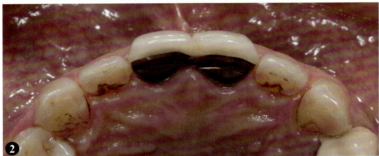

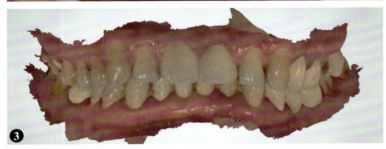

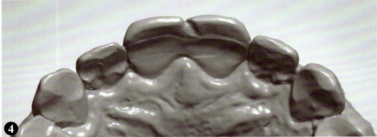

图99 术前资料

❶❷ 分别为口内正面及上颌𬌗面照；❸❹ 为口扫口内正面及上颌𬌗面，❹ 单色画面可见上前牙舌侧磨耗情况；❺～❽ 为 CBCT 截图，❺ 显示 11 矢状面截图未见根尖周异常影像；❻ 为 11、21 冠状面截图，可见 21 根尖吸收影像；❼ 为 21 矢状面截图；❻～❽ 可见 21 根管内阻射影，❽ 蓝色线条为口扫轮廓线，该线条的存在有利于评估软组织厚度及唇侧骨板厚度

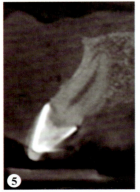

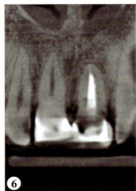

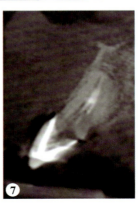

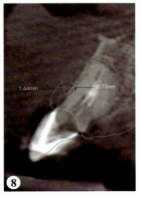

就检查情况与患者沟通后，治疗计划确定如下。

- 拆冠后，21 不翻瓣部分根拔除保留唇侧根片，即刻种植，如操作过程中发现唇侧根片松动，则全部拔除。
- 制作数字化外科导板。
- 制作 21 螺丝固位临时冠。
- 11 临时冠修复，必要时根管治疗后行牙冠修复。

利用 CBCT 的 DICOM 数据及口扫 DCM 文件，导入 Implant Studio® 制作数字化外科导板，随后将带种植位点的上颌数字化模型 DCM 文件导入 Dental System® 软件制作螺丝固位冠 图 100。

随后开始种植手术，常规消毒铺巾并局部麻醉，拆除 11、21 烤瓷联冠后见 11 呈牙备状，近中切角龋损近髓，根面见结石附着。21 残根状，根面大量腐质，根管内见牙

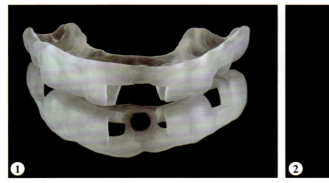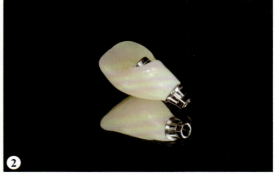

图 100　术前制作的数字化外科导板及螺丝固位临时冠

❶ 导板的观察窗导环旁及双侧前磨牙区域；❷ 螺丝固位冠所用钛基底为抗旋的外六角 + 锥形连接结构，螺丝孔从舌侧穿出

胶样充填物。11 行牙周洁治，去尽牙体龋损后树脂充填并牙备，21 使用锋利钨钢球钻去除根面腐质并用 P 钻去除根管内充填物，确定牙胶去除并冲洗干净，使用裂钻近远中向分根，微创拔除腭侧牙根，修整颊侧根面与唇侧骨板平齐，充分冲洗拔牙窝并使用牙周探针探查拔牙窝完整性。试戴并确认导板就位后，依次使用确定长度后的 Ø 2.0mm、Ø 2.4/2.8mm 以及 Ø 3.2/3.6mm 钻针进行全长预备，骨质较硬的情况下可选用攻丝钻，注意扩孔过程中的转速控制，每钻之间使用冷却生理盐水充分冲洗。扩孔完成后，使用机用携带器将 Nobel Active RP Ø 4.3mm×13mm 种植体在导板引导下植入，最后使用扭力扳手进行微调，最终扭力控制在 75Ncm 以内，并使种植体内接口与虚拟设计时一致，以保证螺丝固位冠就位。分别试戴 21 螺丝固位冠及 11 树脂临时冠（使用拆冠前印模直接口内制作），并调整邻接及咬合。扫描杆旋入后进行口扫取模，随后跳跃间隙内填塞骨替代材料

以起到双区植骨的作用，最终 25Ncm 旋紧中央螺丝固定 21 螺丝固位冠，11 树脂冠临时粘接 图 101 。

随后将口扫数据发送给技工所，设计制作 11 临时树脂冠（备用）、21 个性化基台（钛柱切削）及树脂冠备用。术后 1 个月后复查，患者自诉无不适，但可见 21 树脂冠破损松动，钛基底在位无松动，植体无松动，龈无红肿，遂更换技工所加工的备用临时修复体并再次调整咬合。6 个月后试戴最终修复体，因种植体无异常且软组织稳定，直接与技工所

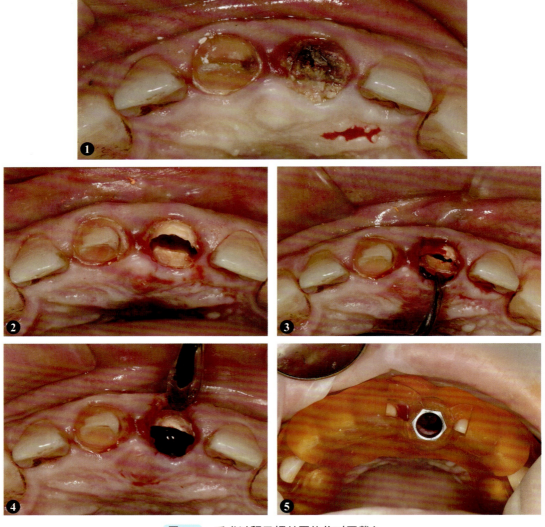

图 101　手术过程及螺丝固位临时冠戴入

❶ 拆冠后情况，11 可充填后保留，21 需拔除；❷ 11 树脂充填，21 去除根面腐质及根管内牙胶后近远向分根；❸ 微创牙挺挺松 21 腭侧根并拔除；❹ 修整唇侧根面至与唇侧骨壁平齐，并去除锐利边缘；❺ 试戴导板

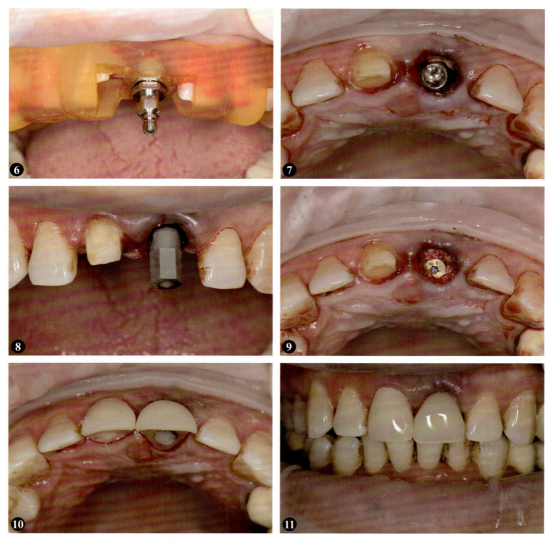

图 101（续）　手术过程及螺丝固位临时冠戴入

❻ 种植体就位；❼ 种植体埋入后，可见种植体颈部与唇侧根面及近远中牙槽骨存在间隙；❽ 口扫扫描杆取模；❾ 放置覆盖螺丝后，使用骨替代材料 Bio-Oss®（Geistlich，瑞士）填充间隙并压实；❿ 螺丝固位冠就位并封洞（扭力 25Ncm），11 树脂临时冠就位；⓫ 螺丝固位冠就位后，维持了良好的唇侧软组织轮廓

沟通制作最终修复体，告知技工，修复体的穿龈轮廓与之前设计的临时冠保持一致，仅进行冠部形态的调整，并在 21 舌侧开辟螺丝通道，椅旁间接粘接后再实现螺丝固位 图 102 。最终达到良好的修复效果，因整个治疗过程中，患者都有预制做临时牙，椅位操作时间少，患者对整个数字化参与的治疗疗程满意度极高 图 103 。

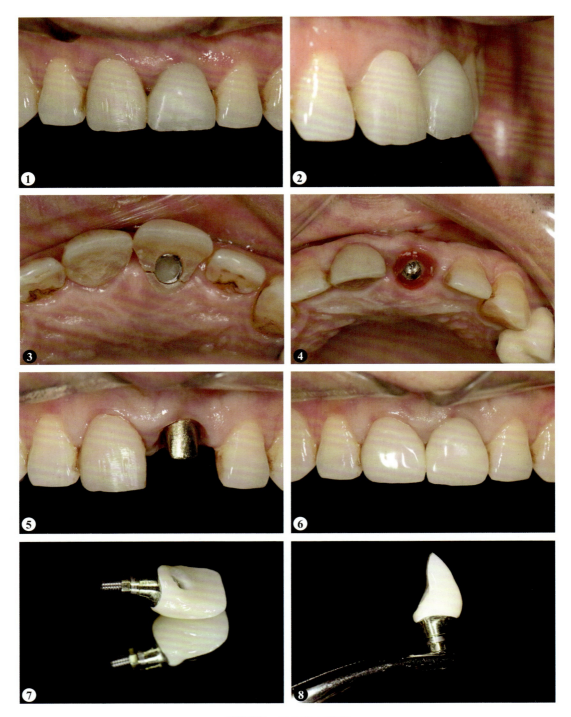

图 102 最终修复流程

❶❷术后1个月，未见龈乳头退缩，牙龈无红肿；❸21临时修复体破损折裂；❹拆除修复体后见袖口内骨替代材料颗粒与软组织融合；❺更换根据口扫数据制作的最终个性化基台；❻临时粘接重新制作的11、21树脂冠后；❼最终氧化锆全瓷冠与个性化基台口外粘接，螺丝通道位于舌侧；❽注意穿龈轮廓的设计，颊侧为浅凹形

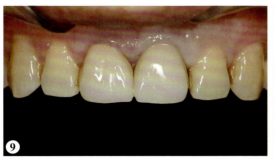

图 102　（续）　最终修复流程

⑨ ⑩ 11 树脂粘接，21 螺丝固位（35Ncm），最终修复达到了红白美学的要求

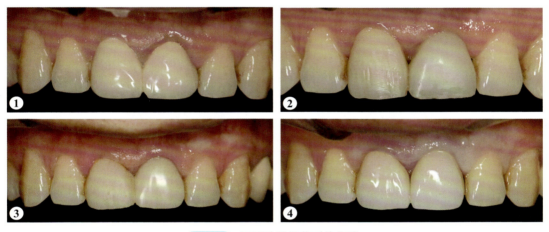

图 103　不同阶段的临时修复体

❶ 初次就诊烤瓷联冠在位；**❷** 第一次临时冠（术后 1 个月）；**❸** 第二次临时冠；**❹** 最终修复体就位

小　结

　　回顾此病例治疗流程，对于 21 种植位点，我们仅进行了一次种植口扫取模，就制作了两次临时牙冠及最终修复体 **图 103**。第一次临时牙冠是术前根据"虚拟"种植位点使用"钛基底＋树脂冠"制作的，种植体在导板引导下如能精确植入，该临时牙冠就能实现良好的就位，而植入三维位点如果出现偏差，就位就会遇到困难；而第二次临时牙冠是根据术后即刻种植体连接扫描杆进行的口扫获取了种植体的实际位点，使用"切削的个性化基台＋树脂冠"制作的，此时制作的个性化基台在种植位点软组织稳定的情况下可以用作最终修复体的基台，而最终修复体无非就是将树脂冠替换为全瓷冠。相比之下，传统种植取模则需在牙龈成形后使用个性化转移杆进行取模。数字化技术在虚拟穿龈轮廓塑造方面的优势在此病例上得到充分的体现。

三、美学区多颗种植

美学区连续多颗牙缺失的情况，大多病例都会存在软硬组织的吸收，但因患者短期或长期佩戴活动义齿，在粉红树脂基托的掩饰下，患者并不自觉存在上述问题，想当然地认为进行简单的种植手术就可以达到比活动义齿更好的美学效果。通过数字化手段可以使医患沟通更加形象化，让患者认识到为了达到种植治疗的理想效果所要采取的技术手段，以及所需的时间和费用。通过这样的交流可以降低患者期望值，并让患者对整个治疗流程有所了解，从而避免不必要的医患矛盾。

在多颗牙连续缺失时，早期的种植治疗规划主要考虑将种植体植入缺牙区骨量充足的地方，但这并不利于长期稳定的修复，因为种植体并没有植入到理想的位点，可能会引起一些严重的生物力学并发症。在"以修复为导向的种植手术"理念的引导下，可以利用数字化的手段在术前规划阶段将种植体虚拟摆放至理想位点，并据此判断种植体型号的选择以及该种植位点是否需要骨增量等手段。

关于多颗牙缺失种植位点的选择，Misch 在其著作里提出了理想的种植位点原则：①尽量减少悬臂；②连续的桥体不要超过三个单位；尖牙及第一磨牙缺失时，首选作为种植位点（被称为关键位点）；③将牙弓分为五个区（中切牙和侧切牙区，两侧尖牙区，两侧前磨牙及磨牙区），当出现跨区的连续缺失时，保证每个区的关键位点有种植体植入，且修复体的末端最好有种植体植入 **图 104**。在这一原则的基础上，如果患者骨质较疏松，可以考虑植入更多的种植体以保证长期的稳定性。

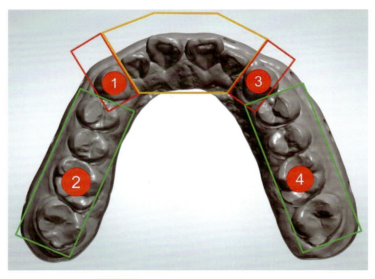

图 104 牙弓分区及关键种植位点

将牙弓分为五个区域，红色型号处的尖牙及第一磨牙为种植关键位点

（一）模型演示

模型演示采用 Astra EV Ø 4.2mm × 13mm 种植体，并使用原厂全程导板工具盒。

此模型为 13—21 缺失，14 残根及 15 松动牙需拔除。按照 Misch 原则进行规划，该种植涉及三个区域，因而种植位点为 15、13 及 21，如骨质不佳可添加额外的种植体。根据临床实际情况来看，该患者 12、13 区骨宽度严重不足，因此，最终种植位点选择为 15、14、12 及 21 图 105 。

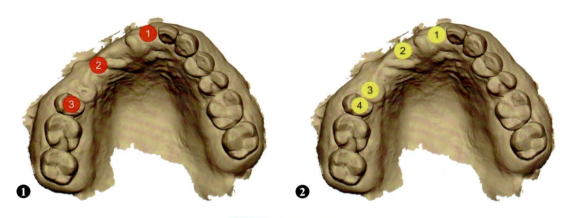

图 105　种植位点规划

❶ 按照 Misch 原则规划的种植位点；❷ 经骨量评估决定的实际种植位点

1. **导板设计**　进行种植规划时，确定种植位点为 15、14、12 及 21。设计时需要注意种植体间的平行度，必要时使用复合基台来纠正种植体之间轴向的偏差，尽可能保证修复体的螺丝固位。此外，因术区跨度较大，还要考虑局部使用固位钉来增加导板的稳定性 图 106 。

2. **切开翻瓣**　于缺牙区牙槽嵴顶行一字形切口，并于 14、15 位点做龈沟内切口，全层翻开黏骨膜瓣显露骨面后，微创拔除 14、15，并行牙槽窝搔刮。需要注意颊侧翻瓣的范围，避免软组织阻挡导板的精确就位（此模型上去除了颊侧软组织）。

3. **试戴导板并固定**　试戴导板并确认导板就位后，于 11 颊侧将固位钉植入。固位钉钻针为直径 1.5mm，可钻至预定长度，但当骨质疏松时需减少预备长度甚至不预备，利用固位钉自攻性直接旋入固位钉或敲击就位。

4. **导板引导下窝洞预备**　根据 CBCT 及手术报告，该种植位点主要是 Ⅲ～Ⅳ 类骨，植体规格均为 Ø 4.2mm × 13mm。依照厂家的植入建议，首先使用黄标的初始定位钻（initial drill）分别对四个位点进行骨面定点，同样将钻针上端的激光标记点与导环上缘平齐，骨面定点后获得约 2mm 的预备深度，冷却生理盐水冲洗窝洞后，依次选择带有止动套环

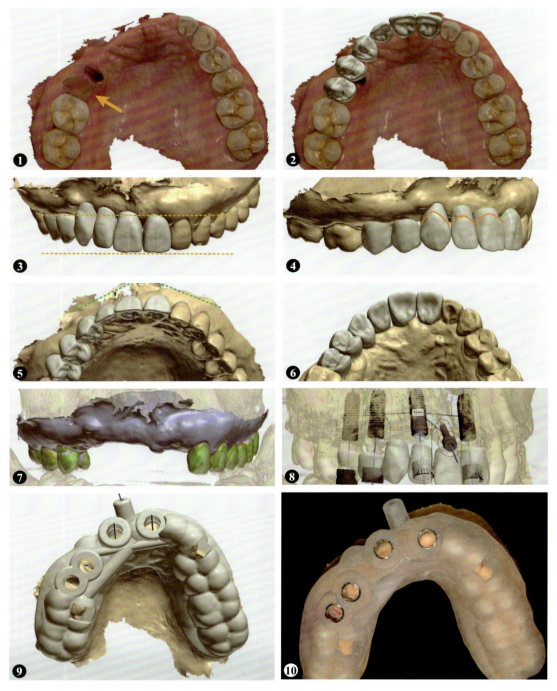

图 106 导板设计

❶ 虚拟拔牙（15）；❷ 虚拟修复体设计（殆面）；❸ 唇侧冠切缘线及牙龈顶点连线，可见因组织退缩所形成的较长的虚拟牙冠；❹ 11、12 及 13 上黄色线条为理想的龈缘线；❺ 可见右侧前牙区严重的水平向组织退缩；❻ 为舌侧观；❼ 口扫数据与 CBCT 数据匹配结果；❽ 种植位点分别为 15、14、12 及 21（15 与 14 种植体平行，12 与 21 种植体平行），12 与 21 间放置固位钉辅助固位；❾ 导板设计完成后；❿ 导板打印完成后

的 1 号钻针 EV-GS Ø 1.9mm、3 号钻针 EV-GS Ø 2.5/3.1mm 进行种植窝洞全长预备，根据骨质情况决定 4 号钻针 EV-GS Ø 3.1/3.7mm 的预备深度，12、21 区骨质较为疏松，4 号钻针只进行半长预备。同样，因骨质较疏松不再使用皮质骨钻。备洞过程中转速为 50～200RPM，避免了高速备孔产热引起的骨组织坏死，在更换钻针时要使用冷却生理盐水进行充分冲洗。

5. **种植体植入** 预备完成后，取下导板探查种植窝洞的深度及窝洞周边骨组织完整性，进行充分的生理盐水冲洗，避免窝洞内存在异物或残留骨屑，此外还要对导板进行清洁，检查导板的完整性及导环是否破损。重新将导板在口内就位后，使用种植体机用携带器 EV-GS 取出种植体 Ø 4.2mm×13mm，并在导环引导下依次将种植体植入，使携带器的上部沟槽与导环上缘平齐后，种植体植入预备深度，因术前没有进行螺丝固位冠设计，且最终会使用复合基台（Uni 基台）来进行修复，此时种植体携带器上的定点沟槽与导环上的定位标记不需要完全一致。

6. **骨增量及创口关闭** 因 12 区种植体颊侧螺纹显露，使用"三明治"植骨法进行骨增量，水平褥式缝合及间断缝合关闭创面 图107 。

（二）临床病例

患者因前牙活动义齿基牙折断而无法佩戴前来就诊，想要综合修复方案，并避免后期再次出现类似的问题，寻求固定修复方案。患者已经佩戴该活动义齿近 5 年，对美观效果比较满意，希望通过种植的方式达到同样的美观效果。

患者为低位笑线，正面微笑可见右上唇部塌陷，覆𬌗覆盖正常，口内 13—21 缺失，14 残根，根面龋损，15 远中根面龋，松动Ⅲ度，下颌牙列为天然牙。CBCT 示缺牙区存在水平向及垂直向骨吸收影像，11 及 13 区牙槽嵴顶水平向骨吸收严重 图108 。

利用数字化手段与患者进行沟通，告知缺牙区软硬组织缺损严重，要通过种植实现红白美学，需要大范围骨增量后再行修复，或者是种植修复时使用龈瓷进行掩饰。患者无法接受大范围骨增量所耗费时间，可接受龈瓷。最终确认数字化治疗方案如下。

- 数字化外科导板引导种植体植入。
- 14、15 即刻种植，12、21 常规种植，并局部 GBR 以改善牙弓轮廓。
- 初期稳定性良好的情况下，术后取模即刻修复（需使用复合基台，即 Uni 基台）。

根据术前资料的整合和美学分析，以修复为导向进行数字化外科导板设计，最终选用了 Astra EV 种植系统，15、14 及 21 位点种植体规格为 Ø 4.2mm×11mm，12 位点种植体规格为 Ø 3.6mm×11mm，治疗时间节点见 图109 。

准备好手术导板后，因为存在未拔除牙 14 及 15，不能术前试戴导板。因存在骨量不足，采用翻瓣手术种植同期 GBR。常规消毒铺巾，局麻下缺牙区牙槽嵴顶一字

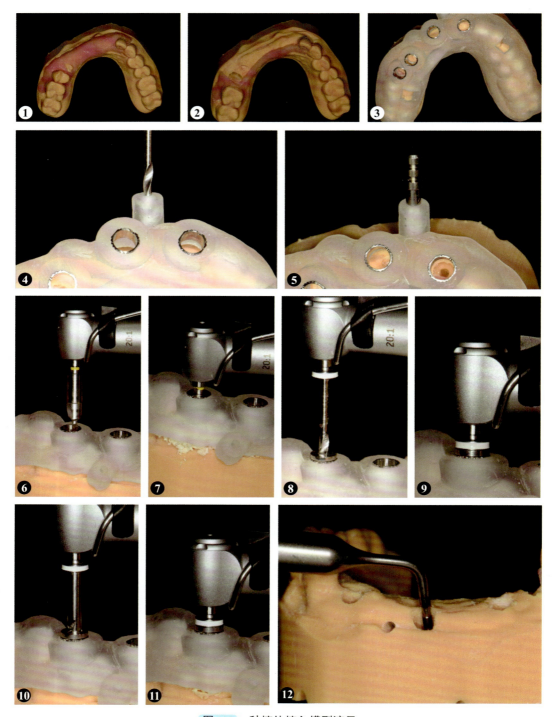

图 107 种植体植入模型演示

❶ 术前模型；❷ 拔除 14、15，于缺牙区牙槽嵴顶偏腭侧水平切口并翻瓣显露术区骨面（为方便操作去除了颊侧软组织）；❸ 通过观察窗确定导板精确就位；❹❺ 固定钉预备及放置；❻❼ 初始定位钻于 21 位点进行预备，确保钻针上缘与导环平齐；❽❾ 使用 1 号钻针进行全长预备；❿⓫ 使用 3 号钻针进行全长预备；⓬ 使用深度测量尺确定预备深度及窝洞的完整性

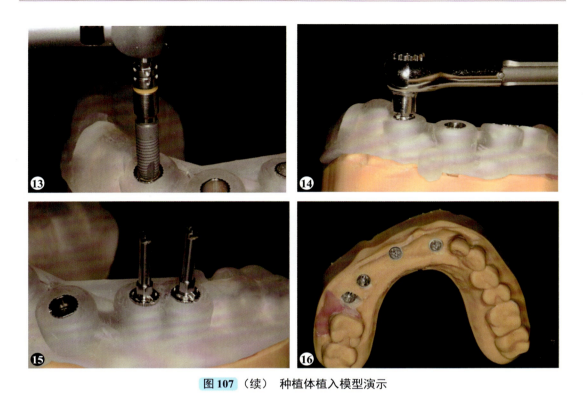

图 107（续）　种植体植入模型演示

❸ 机用携带器进行种植体初期植入；❹ 使用手用扳手进行种植体最终植入；❺ 确定携带器的上缘与导环上缘平齐；❻ 植入完成后

形切口，14、15 处龈沟内切口，全层翻开黏骨膜瓣并拔除 14、15，搔刮清理拔牙窝后，导板试戴并确认就位，固位钉钻针备孔并使固位钉就位。各位点依次使用初始定位钻、1 号钻针 EV-GS Ø 1.9mm 及 3 号钻针 EV-GS Ø 2.5/3.1mm，因预备过程中发现骨质极为疏松，12 位点植体直径为 3.6mm，3 号钻针 EV-GS Ø 2.5/3.1mm 作为最终钻，且只做半长预备，15、14 及 21 位点因中植体直径为 4.2mm，还需额外使用 4 号钻针 EV-GS Ø 3.1/3.7mm 进行半长预备。同样要注意，在更换钻针的间隙进行充分的生理盐水冲洗冷却；预备完成后先行取下导板，使用测深尺确定窝洞预备深度，并探查窝洞的完整性，12 区可见颊侧骨壁缺损，其余位点骨壁完整且到达预定深度，再次生理盐水冲洗窝洞后重新导板就位，在导板引导下依次植入种植体，最终植入扭力约 25Ncm，并 15Ncm 旋紧 Uni 基台，手动旋入保护帽。12 颊侧种植体螺纹显露处使用自体骨屑（钻孔过程中收集）及 Bio-Oss 骨粉混合后 GBR，并使用 Teruplug 胶原塞（奥林巴斯，日本）覆盖，水平褥式缝合加间断缝合关闭创口 图 110 。利用开口转移杆制取硅橡胶印模，翻模后制作临时桥；调整咬合并抛光，10Ncm 旋紧基台螺丝，流体树脂封闭螺丝孔 图 111 。

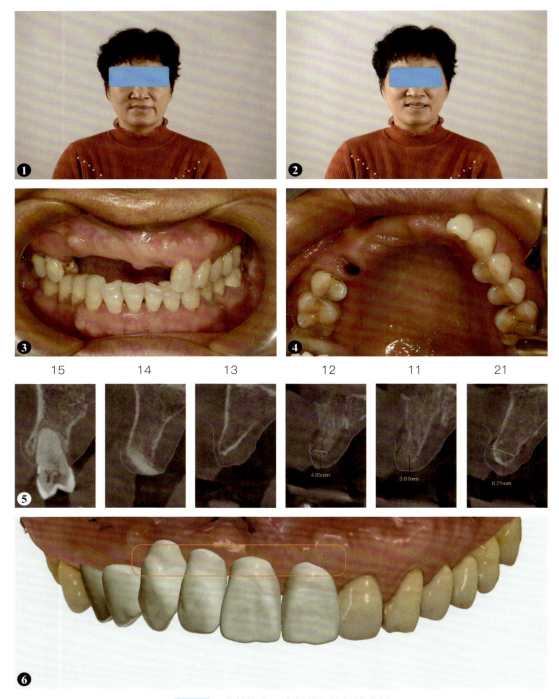

15　　　　14　　　　13　　　　12　　　　11　　　　21

图 108　术前检查及虚拟修复体设计分析

❶❷ 正面相及正面微笑相，可见右上唇部塌陷；❸ 口内正面咬合照可见垂直向组织退缩；❹ 殆面照可见水平向组织退缩；❺ 各个牙位矢状面 CT 截图，13 及 11 处牙槽嵴顶较窄；❻ 虚拟设计后可见因组织退缩所形成的虚拟牙冠长宽比不协调

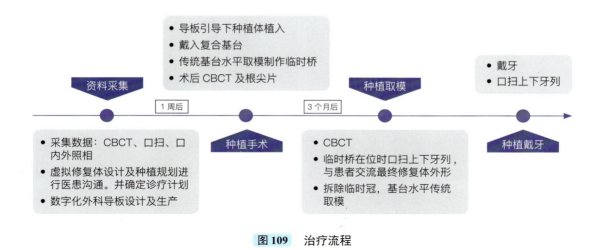

图 109　治疗流程

小　结

　　在美学区存在连续缺失牙时，一般会伴有缺牙区的软硬组织退缩。在理想的情况下，医师若想实现像单颗种植牙类似的天然牙修复的美学效果，就需要重建软硬组织，并使再生结构保持稳定，因此要进行复杂而耗时的骨增量及软组织增量手术。而在患者为低笑线的情况下，我们可以选择使用人工牙龈，即牙龈瓷进行掩饰性修复，此时缺牙区种植体的分布及各个种植体的三维位点要进行仔细的考量，在这里，数字化手段起到了关键作用。通过种植规划软件，我们可以进行合理的种植位点分布、控制单颗种植体的理想的三维位置点，还可以协调各个种植体的轴向角度，配合复合基台的使用，实现临时修复体以及最终修复体的螺丝固位，为种植修复的长期稳定创造条件。此外，利用虚拟规划的三维结果，可以与患者进行积极有效的沟通，避免了因沟通不畅产生的误解。

四、后牙区多颗种植

　　后牙连续多颗牙缺失的情况，如果拔牙后未经位点保存，大多病例会存在软硬组织的缺失。此外，因上颌窦、颏孔及下颌管的存在，在进行种植规划设计时，要考虑到进行上颌窦底黏膜提升术及倾斜种植，以规避上述解剖结构。

　　在后牙区种植时，遵循"以修复为导向的种植手术"的理念，同样利用数字化的手段将种植体植入到理想的位点，并据此选择合适的种植体以及术式，决定手术时微创或者翻瓣，是否需要进行骨增量，是否进行上颌窦底黏膜提升等。

　　模型演示为左下后牙不翻瓣种植手术，所选用的种植体系统为柯威尔。

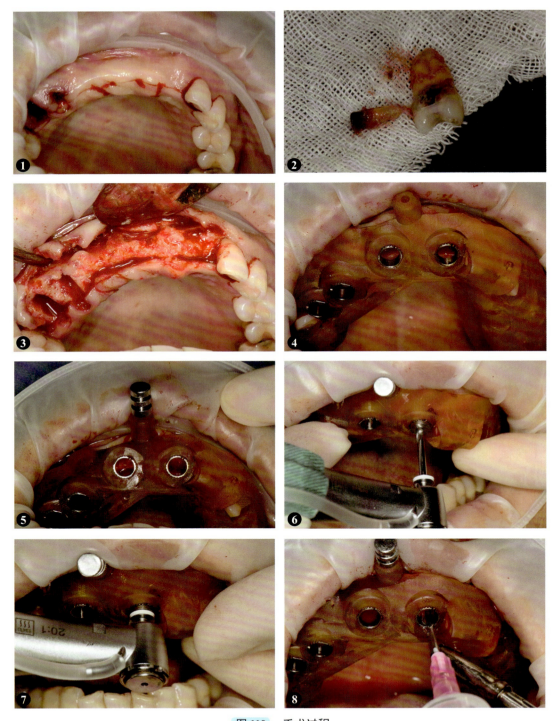

图110 手术过程

❶ 牙槽嵴顶行一字形切口并 14、15 龈沟内切口，拔除 14、15；❷ 14、15 拔除后见 15 远中根面龋损；❸ 全层翻开黏骨膜瓣，并刮除拔牙窝内少许肉芽组织；❹ 试戴导板，注意翻瓣不完善会出现颊侧软组织阻挡；❺ 放置固位钉；❻ 21 位点使用 1 号钻进行备洞，注意将钻针自带套环放置于导环内；❼ 1 号钻针完成预备；❽ 冷却生理盐水冲洗，注意针尖需要到达窝洞底部

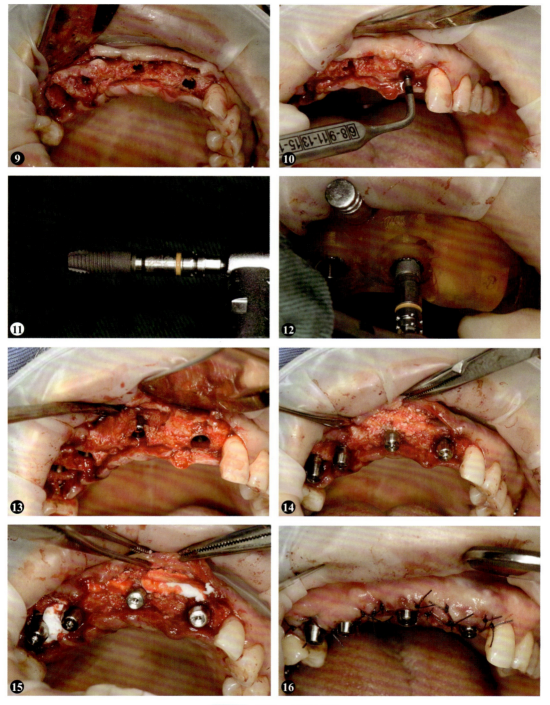

图 110 （续） 手术过程

❾ 按照规划备洞完成后取下导板，检查窝洞预备情况；❿ 深度测量尺进行窝洞测量，并探查窝洞完整性；⓫ 使用携带器取出种植体；⓬ 导板引导下植入种植体；⓭ 可见 12 种植位点颊侧螺纹显露；⓮ 放置 Uni 基台及保护帽，螺纹显露处使用自体骨混合 Bio-Oss 颗粒覆盖；⓯ 将 Teruplug 胶原塞分成两块后分别用于 12 区及 14、15 区；⓰ 水平褥式缝合加间断缝合关闭创口

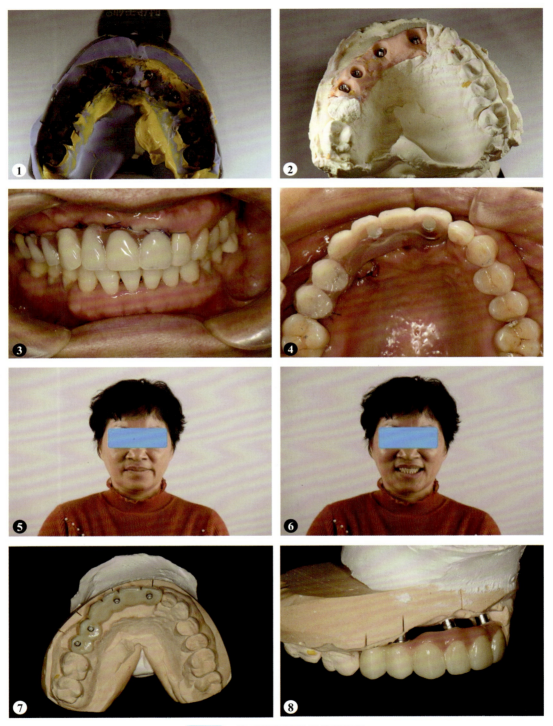

图 111　临时修复体及最终修复体

❶ 硅橡胶印模；❷ 石膏模型可见基台替代体在位；❸ 临时修复体调𬌗抛光就位；❹ 𬌗面观可见临时修复体内的金属加强杆；❺❻ 正面相及微笑相可见右上唇丰满度恢复良好；❼❽ 最终修复体，可见螺丝通道位于𬌗面

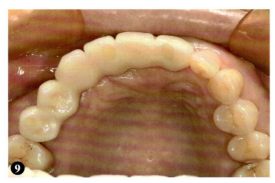
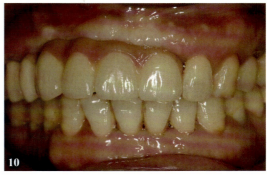

图 111　（续）　临时修复体及最终修复体

❾❿ 最终修复体戴入后殆面及正面相

（一）模型演示

此模型为 34、35、36、37 缺失，使用了柯威尔种植体及配套全程工具盒进行手术操作。

1. 导板设计　在游离端缺失时，进行口内扫描要注意扫描范围尽量多做扩展，在下颌后牙区远中要扫到磨牙后垫区域，而颊侧扫描时要尽量牵开颊黏膜进行扫描以获取膜龈联合至黏膜转折处的表面信息，于舌侧扫描时要排除舌体的干扰。进行 CBCT 及表面扫描数据拟合后，进行虚拟修复体设计，来评估缺牙区域软硬组织是否存在不足。此时，下颌缺牙区域还需在软件内进行下颌管描记才能进行种植位点设计 **图 112** 。

2. 试戴导板　在模型上试戴导板，通过观察窗确定导板精确就位，需要注意 37 位置的导环处是否存在软组织阻挡，并确认导板就位后稳定无翘动。

3. 导板引导下种植窝洞预备　此演示模型选用种植体均为柯威尔 Ø 4.0mm×10mm 种植体，但因导环延长量的不同，钻针的使用会有所不同。同样植入 10mm 长度的种植体，34 及 35 位点导环延长量为默认的 9mm，因而可直接使用工具盒内标记为 10mm 的钻针，而 37 位点导环延长量为 11mm，此时植入 10mm 长度种植体时则应选用标记为 12mm 的钻针 **图 113** 。根据 CBCT 及手术报告，该种植位点主要是 Ⅱ～Ⅲ类骨。依照厂家的植入建议，首先使用软组织环切钻（tissue punch）进行各位点的软组织环切，环切后取下导板，使用锋利挖匙去除软组织并探查骨面；随后再次戴入导板并使用骨平整钻（bone flatten drill）进行骨面平整；接下来依次使用 Ø 2.8mm 的初始定位钻（initial drill）、Ø 3.1/3.3mm、Ø 3.5mm 以及 Ø 4.0mm 的扩孔钻进行预备；在皮质骨较厚的情况下，需要额外使用 Ø 4.0mm 的颈部成形钻（countersink）进行颈部成形去除颈部的皮质骨阻力；为了避免愈合基台连接时出现骨阻挡，还可以选用基台成形钻（abutment profile）进行种植窝洞边缘的修整，以方便后续的基台就位，该成形钻带有止停环，有三种可用长度，分别对应 9mm、11mm 以及 13mm 的导环延长量。按照厂家建议，在扩孔钻备洞过程中不喷水并控制转速为 50RPM，在更换钻针时使用冷却生理盐水进行充分冲洗。

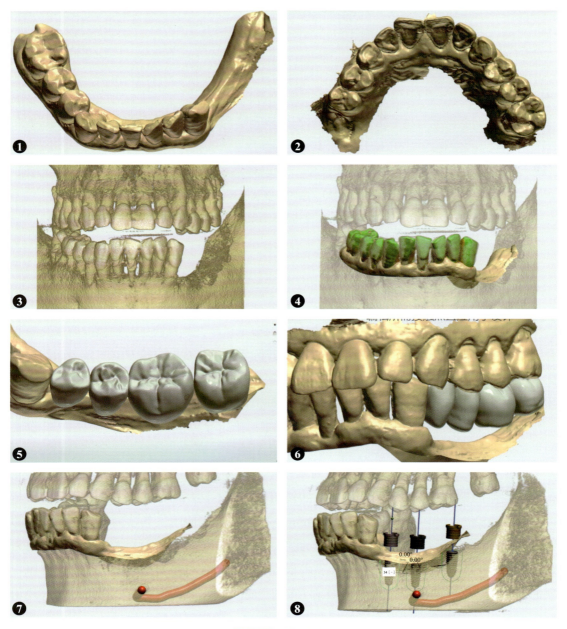

图 112 导板设计

❶❷为术前上下颌口扫，下颌可见 34—37 缺失；❸ 开口位 CBCT 三维重建影像；❹ 数据拟合后可见下颌尚有多颗余留牙，CBCT 与口扫匹配度较好；❺ 虚拟修复体放置船面观；❻ 理想的虚拟修复体设计后，可见 34—36 区垂直向组织缺损；❼ 下颌管或下牙槽神经标记后，三维重建影像上表现为红色管状物；❽ 缺牙区三颗种植体以修复位导向摆放完毕，注意种植体间尽量保持平行，37 处导环为棕黄色则表示该处导环与表面扫描件有接触

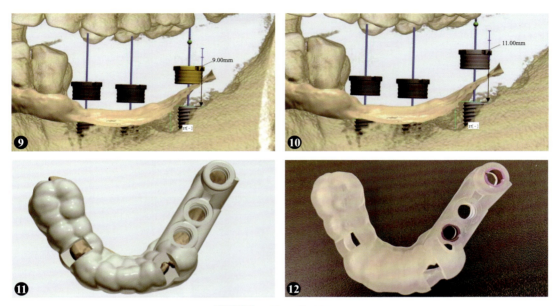

图 112 （续）　导板设计

❾鼠标放置导环上方蓝色球体处，显示导环延长量为 9mm；❿拖动导环上方蓝色球体调整导环延长量为 11mm，使导环与扫描件脱离接触；⓫添加观察窗及支撑杆后导板设计完成；⓬导环打印完成并粘接导环（35 处未放置导环）

4. 种植体植入　预备完成后，取下导板探查种植窝洞的深度及窝洞周边骨组织完整性，确认无误后，将导板重新口内就位，使用种植体机用携带器取出种植体 Ø 4.0mm × 10mm，并在导环引导下依次将种植体植入，必要时使用扭力扳手最后进行手动植入调整，34、35 位点可直接使用带止停环的携带器，37 位点需使用无止停环的携带器，使携带器的对应横向激光标记与导环上缘平齐。此时，还需注意携带器上的纵向激光标记与导环上的定向标记一致，才可以保证种植体的内六角连接的其中一个边朝向颊侧 图 113 。

（二）临床病例（下颌多颗后牙缺失）

此病例的导板设计已在上文的模型演示中进行阐述，拟种植区域为左下后牙区，34—37 缺失，36 因松动拔除 3 个月余，CBCT 可见 36 区水平向骨吸收严重，因而种植位点确定为 34、35、37，后期行种植体支持固定桥修复。

术前采集 CBCT，口扫并拍摄口内照，通过 Implant Stuido® 进行导板设计，设计时重点考虑规避下牙槽神经，并保证种植体之间的平行度，为后续实现螺丝固位及轴向受力打好基础。采用不翻瓣种植手术，术后连接扫描杆进行口扫 图 114 。最终修复采用了数字化印模的方式，因种植体间平行度较好，修复体采用了钛基底制作氧化锆桥架进行口外粘接，最终通过螺丝固定于口内 图 115 。

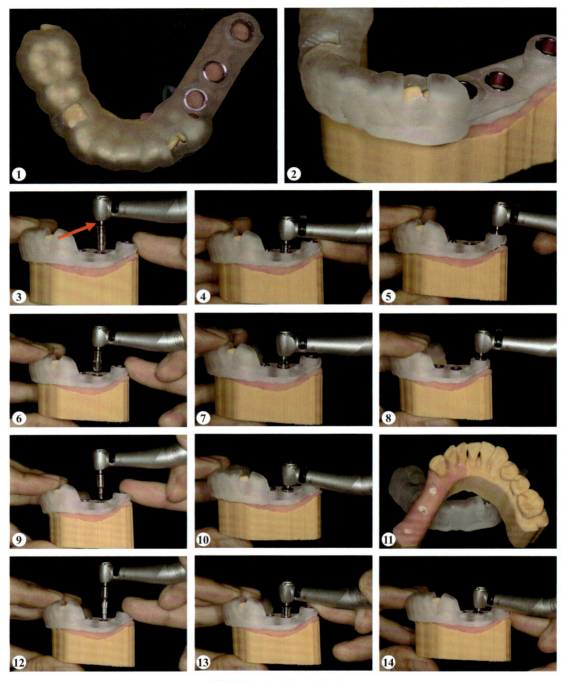

图 113　模型植入操作演示

❶ 导板戴入；❷ 通过观察窗检查就位情况；❸ 使用软组织环切钻，注意钻针上的激光标记线（红箭所示）；❹ 近中两个植入位点（45、46）导环延长量为 9mm，因而用钻至下方第一根激光标记线；❺ 远中处 47 位点导环延长量为 11mm，用钻至第二根激光标记线；❻ ～ ❽ 骨平整钻用法同软组织环切钻；❾ ～ ❿ 初始定位钻；⓫ 初始定位钻预备后𬌗面观；⓬ ～ ⓮ Ø 3.1/3.3mm 扩孔钻预备过程，注意图 ⓭ 扩孔钻在初始定位钻所备孔洞的引导下进入窝洞

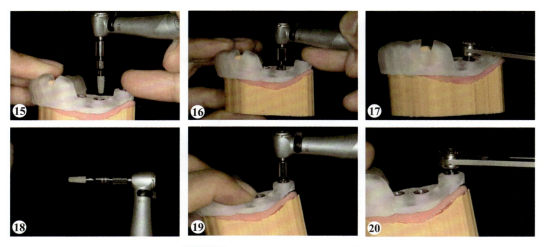

图 113（续）　模型植入操作演示

⓯ ～ ⓱ 预备完成后，近中两个位点使用带止停环的携带器进行植入（9mm 导环延长量），使用扭力扳手完成最终植入；⓲ 不带止停环的携带器（带有激光标记线）；⓳ 植入深度控制在第二根标记线与导环上缘平齐；⓴ 扭力扳手完成最后调整

小　结

　　在下颌后牙区进行多颗种植体修复时，在数字化外科导板的引导下，可以进行微创手术，规避对下牙槽神经的损伤，并以修复为导向对种植体进行合理的分布，同时满足了桥体与钛基底口外粘接后直接口内螺丝固位的需求。

（三）临床病例（上颌多颗后牙缺失）

　　当遇到上颌多颗后牙缺失的病例，在进行种植规划时，不可避免地会遇到上颌窦的干扰。因上颌窦的存在及拔牙后骨吸收，使该区域的可用骨高度受限，常规可采用经牙槽嵴顶上颌窦底黏膜提升术（内提升术），或经外侧壁上颌窦底黏膜提升术（外提升术），或避开上颌窦区域进行倾斜种植。而进行倾斜种植时，采用数字化外科导板引导，会使种植体的植入安全简便。

　　下面介绍的临床病例即为上颌后牙区域的倾斜种植。患者因前牙散在间隙影响美观前来就诊，检查发现多颗后牙缺失，牙周状况不佳，11、14、15、25、26、42、47、48 松动Ⅲ度，24 松动Ⅰ度。我们进行了术前资料的采集：口内照、口扫以及 CBCT 图116 。初步治疗建议如下。

- 拔除 11、14、15、25、26、42、47 及 48。
- 牙周序列治疗。

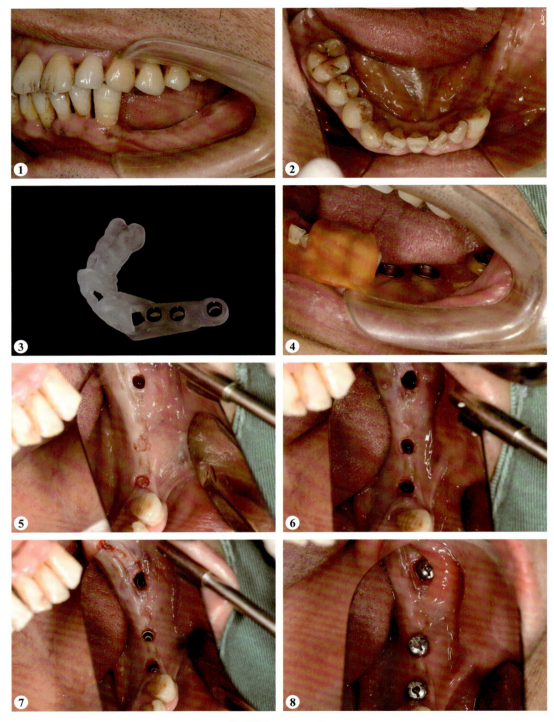

图 114　手术流程

❶ 术前口内咬合照，可见垂直向组织缺损；❷ 殆面照；❸ 数字化外科导板；❹ 导板口内就位；❺ 软组织环切后；❻ 备洞完成后；❼ 种植体植入；❽ 愈合基台就位

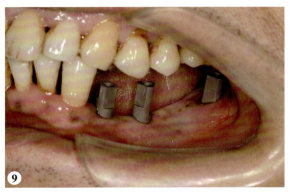

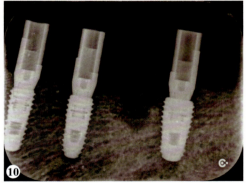

图 114（续）　手术流程

❾扫描杆进行口扫；❿根尖片确认扫描杆就位

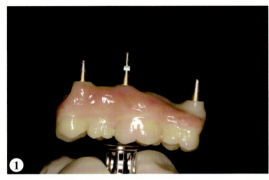

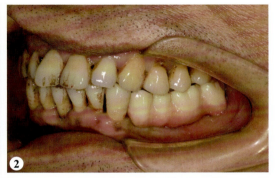

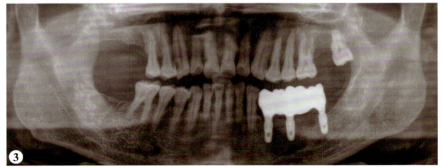

图 115　最终修复

❶钛基底氧化锆桥架；❷修复体口内就位后；❸修复体戴入后全景片示基台与种植体间连接紧密

- 正畸排齐，并关闭上前牙间隙。
- 种植修复：下前牙区（32—42）需骨增量后再行种植修复，上颌后牙区双侧经外侧壁上颌窦底黏膜提升并行 GBR，后期种植修复（14—17 及 25—27）。

使用种植规划软件与患者交流后，患者不能接受正畸治疗及大范围骨增量手术，拒绝了上述方案，希望前牙区使用固定桥修复解决散在缝隙问题，而后牙区可接受拔除牙后进

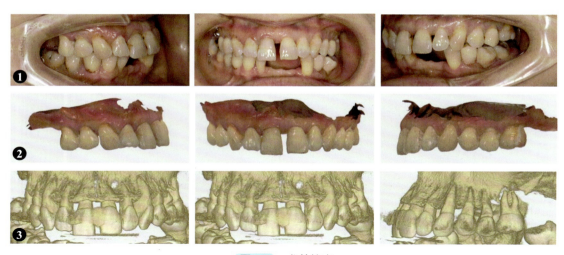

图 116　术前检查

❶ 口内照；❷ 上颌牙列口扫；❸ 上颌 CBCT 三维重建影像

行倾斜种植避免上颌窦底黏膜提升术，并最终修复到第一磨牙。

　　考虑到患者治疗期间的美观及功能需要，与患者商议后分阶段进行了手术。第一阶段：左上后牙区即刻种植；第二阶段：右上后牙即刻种植；第三阶段：上颌后牙修复后，拔除 11 并预备 12、21 及 22 进行临时固定桥修复，3 个月后制作全瓷桥；第四阶段：进行左下后牙种植；第五阶段：进行下前牙固定桥修复。

　　因上颌后牙区左右两侧分两次进行手术，我们制作了两次数字化导板，也分别采用了不同的外科工具盒。左侧采用第三方工具盒进行植入，拔除 24、25 及 26 后，于 24 位点轴向植入 Ø 4.3mm×11.5mm 种植体 1 枚，放置愈合基台，25 位点偏远中倾斜植入 Ø 4.3mm×10mm 种植体 1 枚，并使用复合基台纠正轴向，跳跃间隙放置去基质小牛骨颗粒，间断缝合关闭创口 **图 117** 。后续右侧拔除 14 及 15 后，14 位点轴向植入 Ø 3.5mm×11.5mm 种植体 1 枚，16 位点倾斜植入 Ø 4.3mm×11.5mm 种植体 1 枚，同样使用复合基台纠正轴向 **图 118** 。

　　术后伤口愈合良好，术后 6 个月 CBCT 检查发现种植体骨结合良好，传统取模制作 14—16、24—26 螺丝固位种植体支持固定桥。随后进行后续阶段的操作：35、36 种植修复，上下前牙全瓷固定桥 **图 119** 。

　　小　结

　　利用数字化手段进行复杂病例治疗方案设计时，可减少医患沟通的难度；而在面临上颌后牙区骨量不足的情况时，利用数字化外科导板进行倾斜种植避开上颌窦区域的复杂骨增量手术，可明显减轻患者的痛苦，并缩短整个治疗流程。

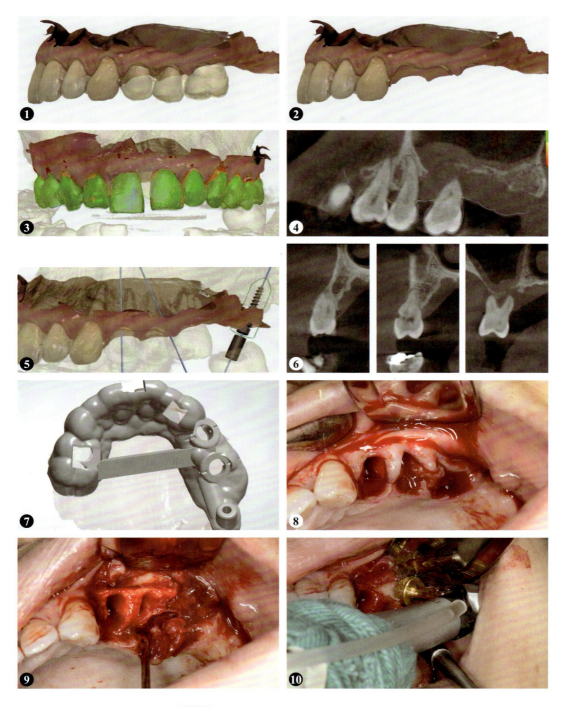

图 117　左上后牙区导板设计及种植手术

❶ 左上后牙区口扫颊侧观；❷ 虚拟拔除 24、25 及 26；❸ 口扫及 CBCT 数据匹配拟合；❹ 左上后牙区 MPR 冠状视图；❺ 种植体虚拟轴向，27 远中放置固位钉；❻ 矢状视图，从左至右依次为 24、25 及 26；❼ 导板设计完成后；❽ 拔除 24、25 及 26 后，可见拔牙窝内大量肉芽组织；❾ 切开翻瓣并去除肉芽组织，显露上颌窦外侧壁；❿ 使用外提升专用磨头在上颌窦外侧壁开窗

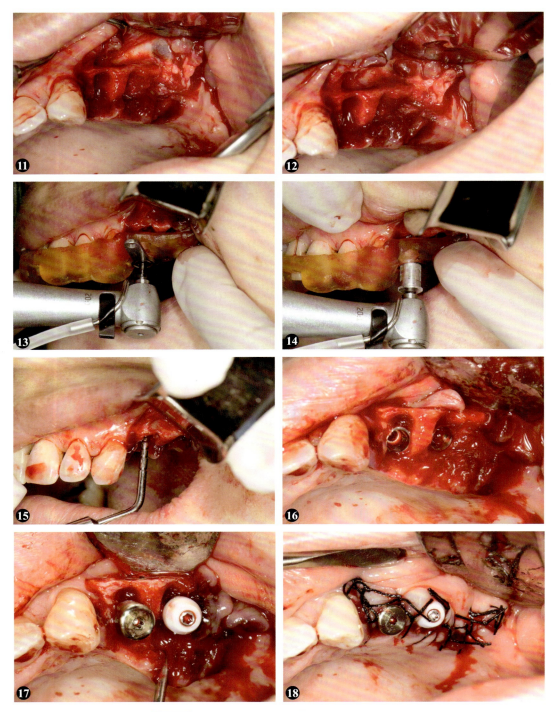

图117（续） 左上后牙区导板设计及种植手术

⓫上颌窦外侧壁开窗后，见淡蓝色上颌窦黏膜；⓬从外侧壁向前向下剥离上颌窦黏膜；⓭在钻针引导环辅助下24位置进行初始预备；⓮后续逐级扩孔，注意扩孔钻颈部与导环是相匹配的；⓯预备完成后测量预备深度并探查骨壁完整性；⓰种植体植入后；⓱24放置愈合基台，26种植体放置复合基台，改变轴向并旋入保护帽；⓲跳跃间隙放置骨粉并缝合

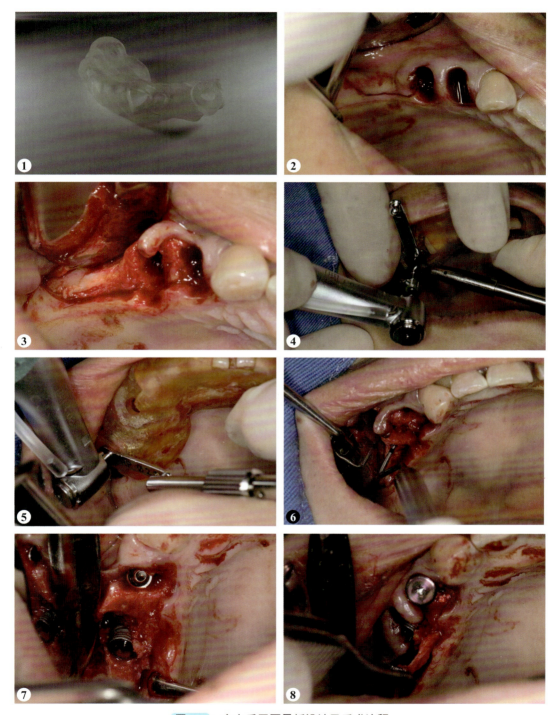

图 118　右上后牙区导板设计及手术流程

❶ 右上颌手术导板采用无导环设计；❷ 拔除 14、15 并切开 14、15 间龈乳头，切口远中延伸至 16 远中颊侧；❸ 全层翻开黏骨膜瓣；❹ 试戴导板，14 位点备洞，注意使用手指固定导板；❺ 导板引导下 16 位点备洞；❻ 使用牙周探针确定预备深度及骨壁完整性；❼ 两枚种植体植入后可见后方种植体部分螺纹显露；❽ 于腭侧游离带蒂结缔组织

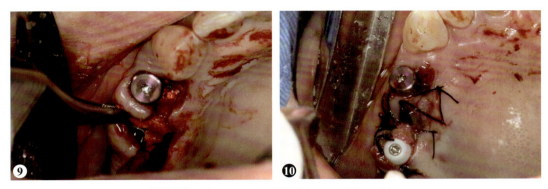

图 118（续） 右上后牙区导板设计及手术流程

❾跳跃间隙及植体螺纹显露处填塞骨替代材料 Bio-Oss®（Geistlich，瑞士），并将结缔组织瓣颊向转瓣，跨越种植体间牙槽嵴顶，固定于颊侧牙龈；❿缝合后，14 位点种植体使用愈合基台，16 位点种植体使用复合基台纠正角度

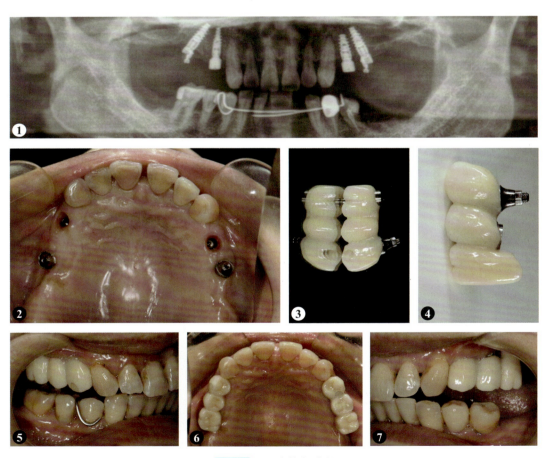

图 119 最终修复阶段

❶上颌后牙种植术后 6 个月，可见种植体骨结合良好；❷口内照见上颌种植体良好的软组织袖口；❸右上后牙三单位桥；❹左上后牙三单位单端桥；❺戴牙后右侧口内照，可见 14 颊侧螺丝孔开孔于颊侧；❻上颌后牙戴牙后𬌗面照；❼戴牙后左侧口内照

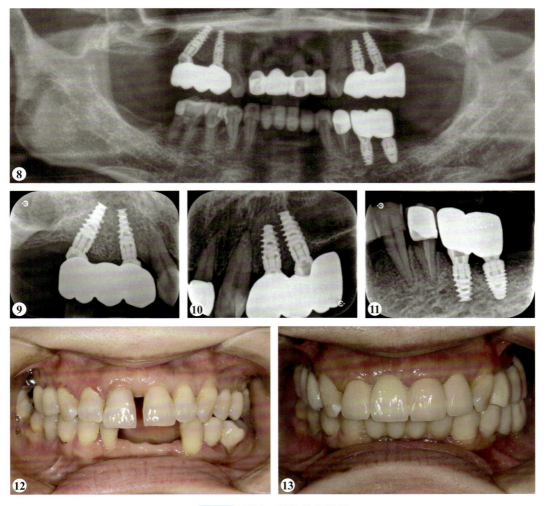

图 119 （续）　最终修复阶段

❽ 种植治疗及上前牙固定桥修复后全景片，可见 42 已拔除，33—43 为临时树脂桥修复；❾ 右上后牙区根尖片；❿ 左上后牙区根尖片，可见远中种植体贴近上颌窦前壁；⓫ 左下后牙区种植联冠；⓬ 术前口内照；⓭ 治疗结束后口内照

五、数字化全口种植

前面所介绍的数字化种植修复病例，无论单颗种植还是多颗种植，即刻种植或者延期种植，患者均存在稳定的咬合基础，我们所要做的是将种植支持的修复体融入患者现存的咬合关系中。而当面临牙列缺失或者牙列缺损但余留牙无法保留等咬合关系丧失的病例时，大多患者需要进行咬合恢复或咬合重建。因而，在进行种植规划以及数字化导板制作前，需要采用多种方式进行颌位关系的确认，并在此基础上，采集颌骨 CBCT 及相关表面扫描件，在设计软件内将数据进行拟合后，进行以修复为导向的种植位点设计。

数字化手段同样贯穿于全口种植的各个阶段。

- 术前数字化模拟最终修复效果。
- 以修复为导向确定种植修复的方式（活动或固定），并确定种植位点。
- 设计并生产手术导板，甚至生成临时修复体。
- 数字化取模制作最终修复体。

使用数字化手段进行全口种植，并不意味着在治疗的整个周期都要进行数字化处理。就笔者的理解，利用数字化手段进行良好的术前规划设计，并实施数字化导板引导下的种植手术是整个治疗的关键一环，而后期的临时修复或最终修复阶段，在现阶段还难免需要使用传统的方法进行。

而进行全口种植所用的数字化导板一般采用的支持方式有两种，即黏膜支持式导板及骨支持式导板，这两种导板在使用过程中一般都会用固位钉进行导板固定。个别案例可利用余留牙进行牙支持导板设计，或者设计"组合导板"，先利用余留牙进行固位钉植入，再利用固位钉支持种植导板引导种植体植入。此外，进行全口种植时，为了给修复体桥架提供空间，难免需要进行去骨或者骨平整，此时会用到一种特殊的截骨导板进行种植前的牙槽嵴修整。去除截骨导板后，利用固位钉支持种植导板引导种植体植入。

本文将通过一例上颌无牙颌病例演示黏膜支持及骨支持导板的设计及使用流程，而后续的病例则结合实际展示"组合导板"的临床应用。

（一）模型演示

此模型演示采用上颌牙列缺失病例，分别进行了骨支持及软组织支持导板设计，并使用了柯威尔种植体及配套全程工具盒并进行模型演示操作。需要注意的是，无论是进行哪种类型导板的设计，在进行数据采集之前，都需要确定患者的颌位关系，并制作放射导板进行基于咬合关系的 CBCT 数据采集，才能实现以修复为导向的种植设计规划。

1.骨支持导板　贯彻以修复为导向的设计理念，首先确定咬合关系并制作上颌全口义齿，并依据该全口义齿制作放射导板，在闭口位拍摄 CBCT 获取 DICOM 数据 图120 。在 IS 内导入 DICOM 数据，并选定数据范围为上颌颌骨，此时，位于颊腭侧基托的牙胶阻射影作为参考点，用于虚拟种植体放置。接下来在软件内调整颌骨密度阈值及孔洞关闭直径，来创建颌骨表面模型，此颌骨模型即为骨支持导板的支撑面（ 图121 ❷），随后进行种植位点规划，并选择合适的导环进行导板设计，导板设计时同样需要考虑观察窗及加强杆的放置，必要时还要设计固位钉辅助固位。

此模型操作我们使用了柯威尔 Ø 4.0mm × 10mm 的种植体进行演示，并分别打印制作种植导板和颌骨模型进行模型操作。因导板一般在颌骨模型就位后可保持稳定，因而未设计固位钉辅助固位。

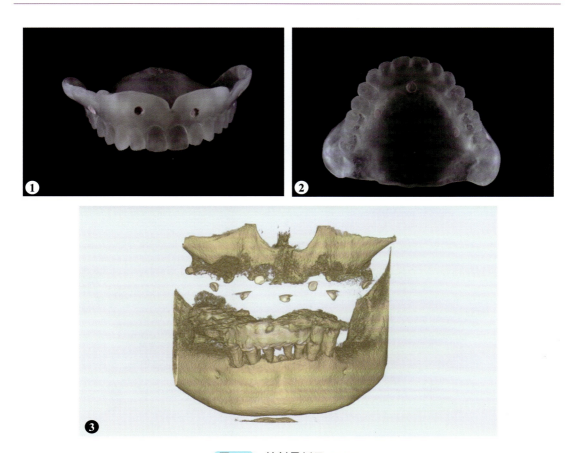

图 120　放射导板及 CBCT

❶ 放射导板正面见基托颊侧红色牙胶充填点；❷ 放射导板𬌗面见红色牙胶充填点；❸ 佩戴放射导板获取 CBCT 的三维重建数据，可见上颌区域的牙胶充填物阻射影

　　导板稳定就位后，先通过预先设计的观察窗检查导板是否就位精确，并确定有稳定的支撑后，依次使用骨平整钻、初始定位钻、Ø 3.1/3.3mm、Ø 3.5mm 及 Ø 4.0mm 的 10mm 长度扩孔钻进行种植窝洞预备，必要时随时取下导板进行窝洞探查，在预备过程中还可以采用骨内固定装置辅助导板固定，或在某颗种植体植入后使用种植体固定装置与种植体连接进行辅助导板固定。扩孔钻预备完成后，如个别种植位点设计为骨下植入，可使用基台修整钻对孔洞周缘进行修整，以便于基台的精确就位，最终使用机用携带器及手用携带器将种植体植入 **图 122** 。

　　2. 软组织支持导板　软组织支持导板即黏膜支持导板，顾名思义是导板就位后通过软组织支持完成种植位点的预备及种植体的植入。制作软组织支持导板具有多种方法，传统方法是制作硫酸钡放射导板后，获取患者佩戴放射导板 CBCT 及单独放射导板 CBCT，将两者在软件内进行匹配后，将放射导板的内表面数据视为软组织表面扫描件，该表面

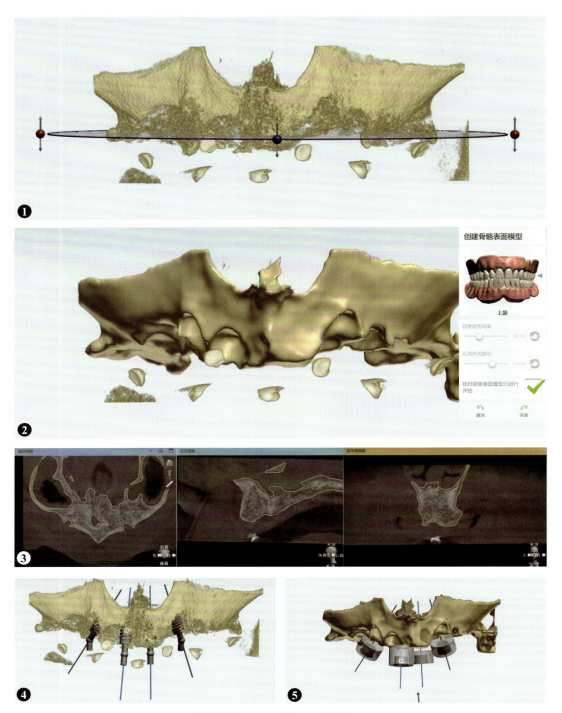

图 121　数字化骨支持导板设计

❶ 确定工作平面；❷ 创建颌骨表面模型，通过调整"颌骨密度阈值"及"孔洞关闭直径"参数获取用于导板设计的颌骨表面模型；❸ 在 MPR 界面，验证该表面模型是否准确（黄色框线代表颌骨表面模型）；❹ 种植体位点规划；❺ 选择导环

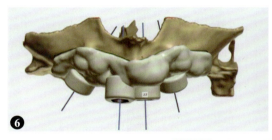
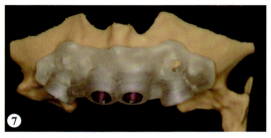

图 121 （续）　数字化骨支持导板设计

❻生成导板并添加观察窗；❼制作完成的颌骨模型及数字化手术导板

扫描件作为软组织支持外科导板支撑面进行下一步导板设计。而笔者所采用的方法同样也需要获得双扫描数据，患者佩戴放射导板进行 CBCT 扫描＋单独放射导板表面扫描件（ 图 123 ❷ ），区别在于在软件内利用放射导板的表面扫描件进行数据匹配，外表面用于放射标记点匹配，内表面用于虚拟组织面作为软组织导板的支撑面，数据匹配后进行种植体植入位点以及手术导板的设计 图 123 。而因为软组织弹性的存在，注意在获取 CBCT 数据时，患者需要佩戴放射导板并保持稳定咬合，对软组织保持一定的压迫。而且导板在口内就位时，也需要在咬合记录辅助下稳定咬合，并对软组织形成一定压迫，随后在固位钉位点进行少量局部浸润麻醉，使用固位钉辅助固定导板。佩戴导板后再进行术区局部麻醉，避免因麻醉引起组织肿胀影响导板的就位。随后使用软组织环切钻进行软组织环切，之后的预备流程与骨支持导板基本一致 图 124 。

（二）临床病例（上颌半口即刻种植即刻修复）

患者初次就诊时上下颌多数牙缺失，且大多余留牙松动或根面龋，无法保留。进行术前资料的采集：口内照、口扫以及 CBCT 图 125 。与患者沟通后，治疗计划如下。

- 拔除上颌余留牙（11、13、15、21、23 及 25），进行上颌半口即刻种植即刻修复。
- 拔除下颌 32—42 及 45，择期分段种植支持固定桥修复。

因上颌部分余留牙稳定性尚可，因而设计了组合导板进行导板引导下种植 图 126 ，术后当天完成上颌即刻修复，3 个月后完成最终修复 图 127 。

小　结

通过设计组合导板进行种植手术，间接使用了余留牙辅助了导板就位及固位钉放置，从而提高了数字化外科导板的精确性。

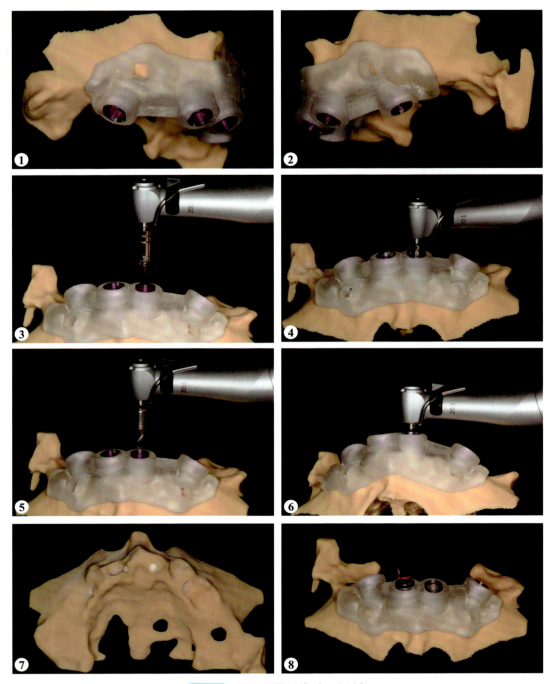

图 122 骨支持导板模型手术过程

❶❷导板就位后通过观察窗及导板边缘与颌骨模型的贴合度确认导板精确就位，且具有良好的稳定性；❸骨平整钻修整骨面（注意钻针上的激光标记线与导环的延长量对应，由下至上分别对应 9mm、11mm 及 13mm 导环延长量）；❹因设计时导环的延长量为 9mm，骨平整钻的深度控制在下方第一根标记线与导环上缘平齐；❺❻使用初始定位钻预备至钻针上沿与导环平齐；❼此时骨面形成直径为 2.15mm 的孔洞，这与 Ø 3.1/3.3mm 的扩孔钻尖端直径一致，可为其提供引导；❽同样可以使用骨内固定装置（V anchor）利用初始定位钻形成的孔洞对导板进行固定

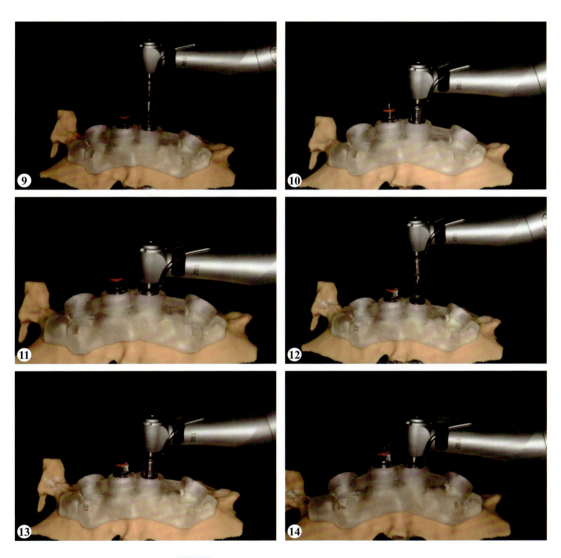

图 122（续） 骨支持导板模型手术过程

❾ ～ ⓫ 使用 Ø 3.1/3.3mm 扩孔钻预备窝洞时，如图 ❾ 该钻针可直接在上一钻的引导下完全套入导环；
⓬ ～ ⓮ Ø 3.5mm 扩孔钻进行预备（略过 Ø 4.0mm 扩孔过程）

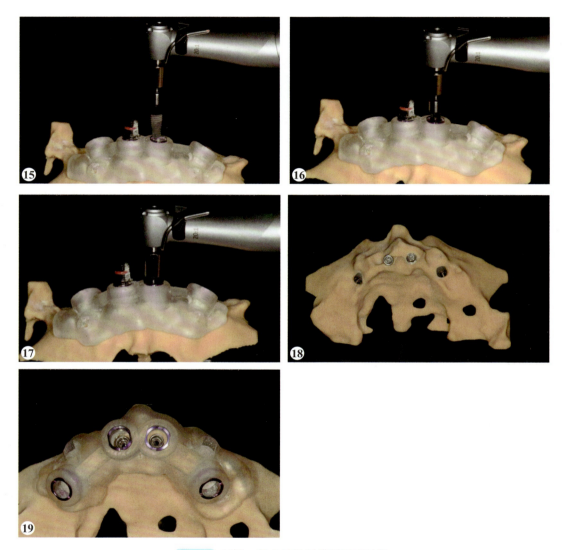

图 122（续） 骨支持导板模型手术过程

⓯ ～ ⓱ 使用机用携带器于该位点植入 Ø 4.0mm×10mm 种植体，必要时可用扭力扳手进行进一步调整；⓲ ⓳ 植体种植入后𬌗面观，植入位点与虚拟设计一致

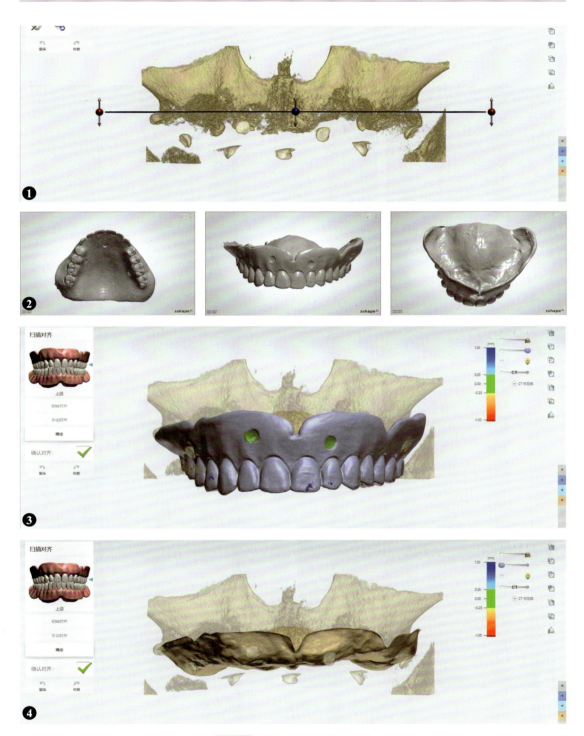

图 123 软组织支持导板设计

❶ 导入 CBCT 数据及放射导板扫描件后，首先在颌骨三维重建影像上确定工作平面；❷ 放射导板表面扫描件，需要注意内外侧都要进行扫描；❸ 将扫描件通过放射标记点进行匹配对齐，可见放射标记点上绿色重合标记；❹ 放射导板的内侧组织面

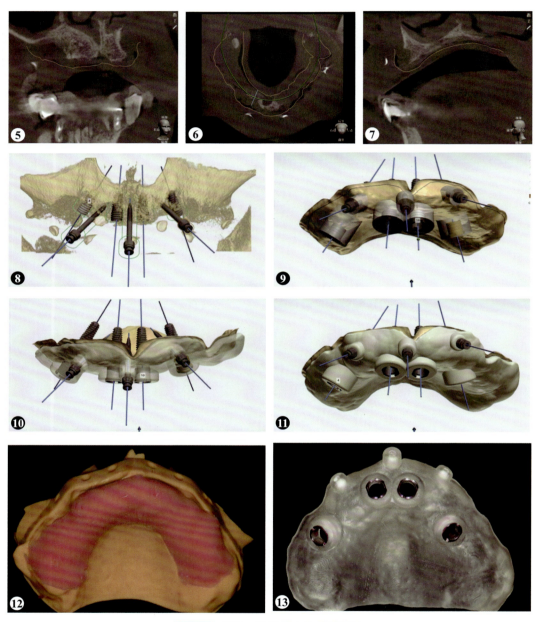

图 123 （续） 软组织支持导板设计

❺～❼ 在 MPR 界面检查内侧组织面与 CBCT 的匹配度；❽ 种植体摆放，三枚固位钉放置于颊侧；
❾ 选择合适的导环；❿⓫ 导板生成；⓬ 制作模型；⓭ 导板打印完成并放置导环

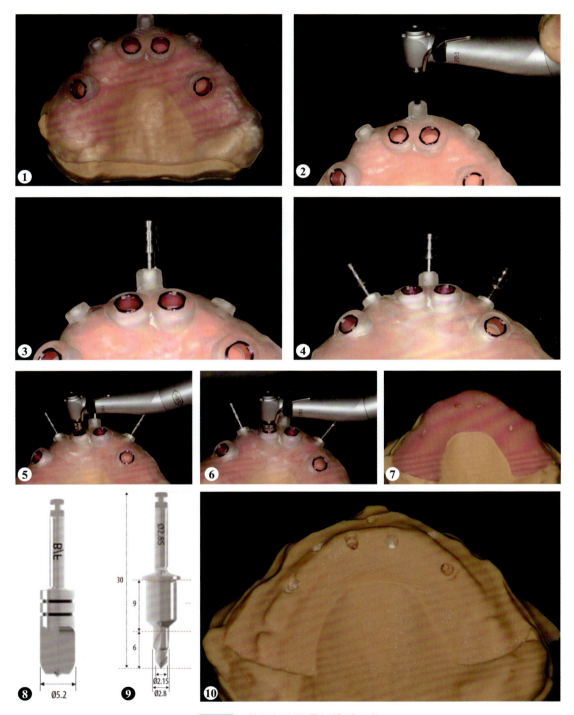

图 124 软组织支持导板模型手术

❶ 软组织支持导板在一定压力下精确就位（临床上常规需要咬合记录硅橡胶在对颌牙辅助下就位）；
❷❸ Ø 1.5mm 钻针进行固位钉预备并放置首枚固定钉；❹ 依次完成其余固位钉的放置；❺❻ 软组织
环切钻导环引导下预备至第一道激光标记线；❼ 软组织环切完成后模型𬌗面观；❽❾ 骨平整钻及初始
定位钻示意图；❿ 预备完成后𬌗面观，可见骨面平整且种植位点形成直径约 2mm 孔洞；

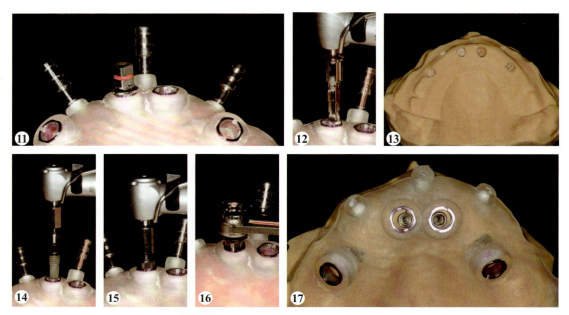

图 124 （续） 软组织支持导板模型手术

⑪可放置骨内固定装置辅助导板固定；⑫逐级扩孔完成预备；⑬预备完成后𬌗面观；⑭机用携带器种植体植入；⑮⑯更换手用携带器做最后调整；⑰植入完成后𬌗面观，植入位点与虚拟设计一致

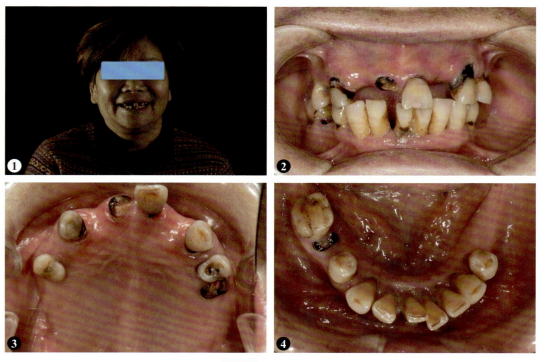

图 125 术前资料

❶正面微笑相；❷口内正面相；❸上颌𬌗面相；❹下颌𬌗面相

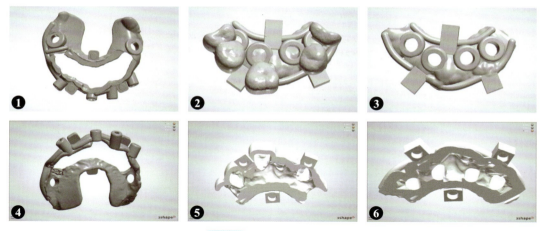

图 126　组合导板设计图

❶ 为底层导板，颊侧有固位钉位点，此导板上设计了远中两枚种植体的导环位点；❷ 为牙支持组件，用来辅助底层导板就位后放置固位钉，❷ 可与 ❶ 通过三个圆柱形部件进行组合，形成类似牙支持导板；❸ 用于前牙区四枚种植体的种植导板，当 ❶❷ 组合后放置固位钉后，拆除 ❷ 组件，将 ❸ 与 ❶ 进行组合，进行前牙区导环引导下种植手术；❹ ～ ❻ 为 ❶ ～ ❸ 的舌侧观

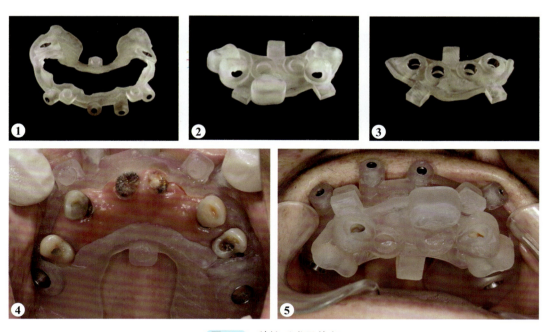

图 127　种植手术及修复

❶ ～ ❸ 为组合导板打印完成后；❹ 试戴导板 ❶ 组件，确定精确就位；❺ 将 ❶❷ 组件在口内组装并确定两者精确匹配，且导板精确就位

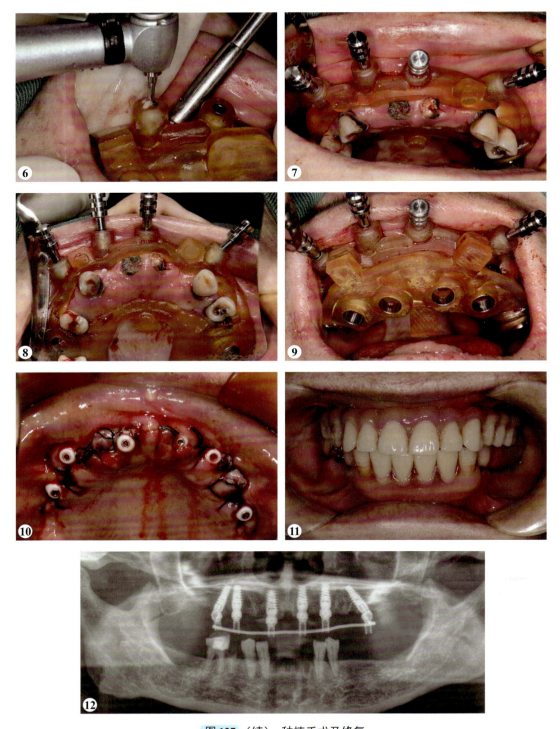

图 127（续） 种植手术及修复

❽ 去除 **❷** 组件，确定 **❶** 组件稳定固定于口内后拔除余留牙；**❾** 将 **❸** 组件与 **❶** 组件口内组装，确定两者精确匹配；**❿** 植入完成后，放置基台保护帽并缝合；**⓫** 临时义齿佩戴 10 天后；**⓬** 临时修复后全景片

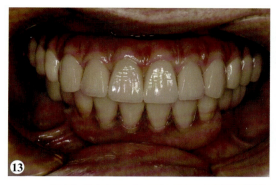
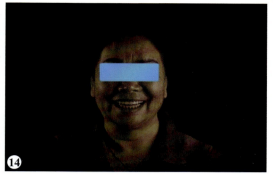
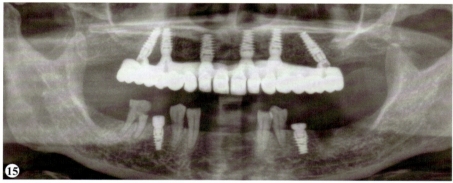

图 127 （续） 种植手术及修复

⑬ 上颌最终修复完成后；⑭ 最终修复后正面微笑相；⑮ 上颌最终修复后全景片

参考文献

[1] Abramovitch K, Rice DD. Basic principles of cone beam computed tomography[J]. Dent Clin North Am, 2014, 58(3): 463–484.

[2] Andriessen FS, Rijkens DR, van der Meer WJ, et al. Applicability and accuracy of an intraoral scanner for scanning multiple implants in edentulous mandibles: a pilot study[J]. J Prosthet Dent, 2014, 111(3): 186–194.

[3] Buser D, Chappuis V, Belser UC, et al. Implant placement post extraction in esthetic single tooth sites: when immediate, when early, when late?[J]. Periodontology 2000, 2017, 73(1): 84–102.

[4] Chochlidakis KM, Papaspyridakos P, Geminiani A, et al. Digital versus conventional impressions for fixed prosthodontics: A systematic review and meta–analysis[J]. J Prosthet Dent, 2016, 116(2): 184–190.

[5] Fokas G, Vaughn VM, Scarfe WC, et al. Accuracy of linear measurements on CBCT images related to presurgical implant treatment planning: A systematic review[J]. Clin Oral Implants Res, 2018, 29 Suppl 16: 393–415.

[6] Kan JYK, Roe P, Rungcharassaeng K, et al. Classification of sagittal root position in relation to the anterior maxillary osseous housing for immediate implant placement: a cone beam computed tomography study[J]. Int J Oral Maxillofac Implants, 2011, 26(4): 873–876.

[7] Lepidi L, Galli M, Mastrangelo F, et al. Virtual Articulators

and Virtual Mounting Procedures: Where Do We Stand?[J]. J Prosthodont, 2021, 30(1): 24–35.

[8] Mangano F, Gandolfi A, Luongo G, et al. Intraoral scanners in dentistry: a review of the current literature[J].. BMC Oral Health, 2017, 17(1): 149.

[9] Misch CE. Contemporary implant dentistry (3rd ed)[M]. St. Louis: Elsevier, 2007.

[10] Morton D, Chen ST, Martin WC, et al. Consensus Statements and Recommended Clinical Procedures Regarding Optimizing Esthetic Outcomes in Implant Dentistry[J]. Int J Oral Maxillofac Implants, 2014, 29 Suppl: 216–220.

[11] Rojas–Vizcaya F. Biological aspects as a rule for single implant placement. The 3A–2B rule: a clinical report[J]. J Prosthodont, 2013, 22(7): 575–580.

[12] Schmidt A, Klussmann L, Wostmann B, et al. Accuracy of Digital and Conventional Full Arch Impressions in Patients: An Update[J]. J Clin Med, 2021, 9(3): 688.

[13] Seyssens L, Eeckhout C, Cosyn J. Immediate implant placement with or without socket grafting: A systematic review and meta–analysis[J]. Clin Implant Dent Relat Res, 2022, 24(3)：339–351.

[14] Wong K V, Hernandez A. A Review of Additive Manufacturing[J]. ISRN Mechanical Engineering, 2012: 1–10.

相 关 图 书 推 荐

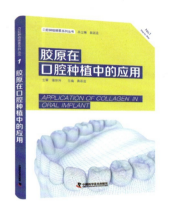

开本	正16开
装订	精装 / 彩色印刷
主编	黄圣运
定价	98.00元

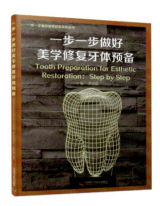

开本	正16开
装订	精装 / 彩色印刷
主编	谭建国
定价	78.00元

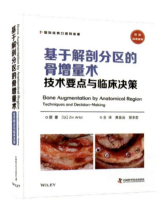

开本	大16开
装订	精装 / 彩色印刷
主译	黄圣运　邹多宏
定价	458.00元

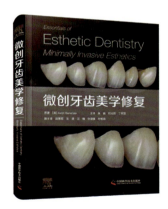

开本	大16开
装订	精装 / 彩色印刷
主译	吴巍　时光辉　丁阿营
定价	220.00元

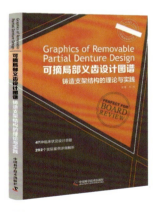

开本	大16开
装订	精装 / 彩色印刷
编著	韩科
定价	158.00元

由衷感谢登士柏西诺德公司及柯威尔公司提供的全程导板工具盒及种植体样品，3Shape 公司提供的软件支持，以及广东景安宏悦科技有限公司提供的 3D 打印模型。